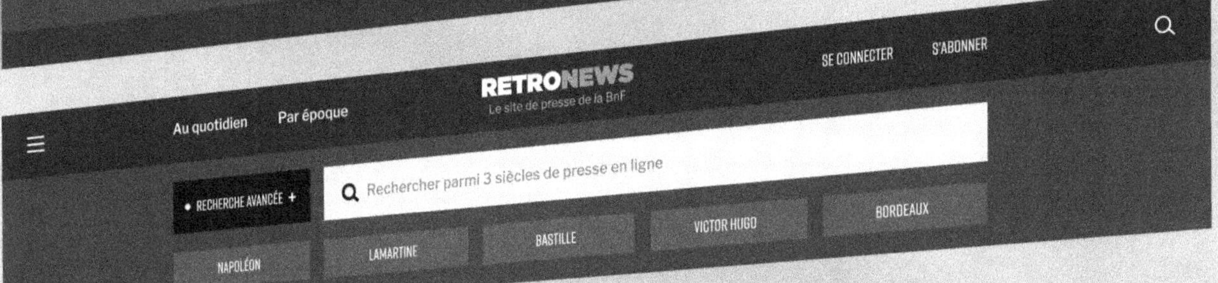

Découvrez l'histoire par les archives de presse

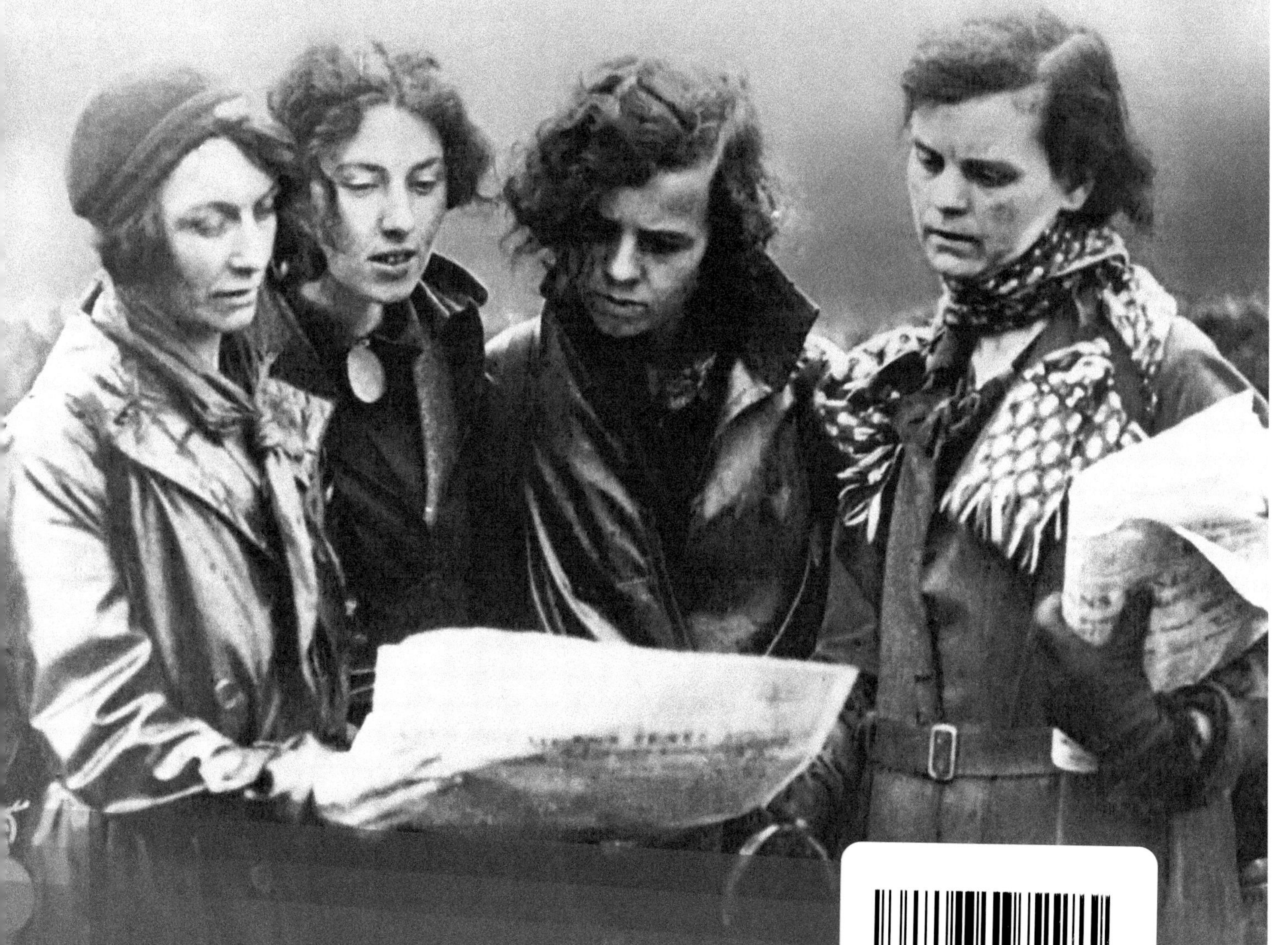

RETRONEWS

Le site de presse de la BnF

www.retronews.fr

ASSOCIATION GÉNÉRALE

DES

MUTILÉS DE LA GUERRE

Président-fondateur :

Général MALLETERRE

Almanach des Mutilés

1919

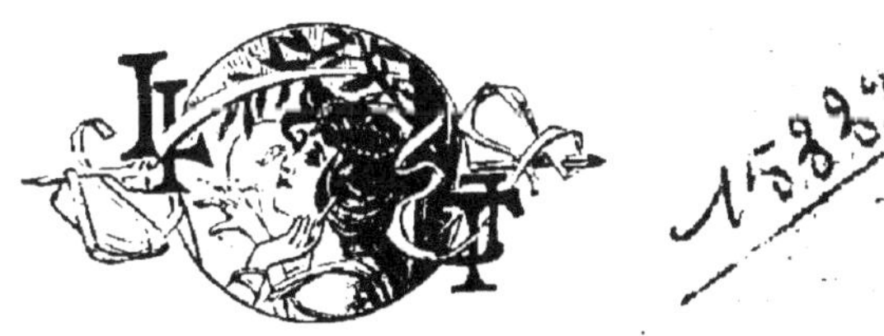

ÉDITIONS ET PUBLICATIONS JULES TALLANDIER

75, Rue Dareau — PARIS

ASSOCIATION GÉNÉRALE

DES

MUTILÉS DE LA GUERRE

Président-fondateur :

Général MALLETERRE

Almanach des Mutilés
1919

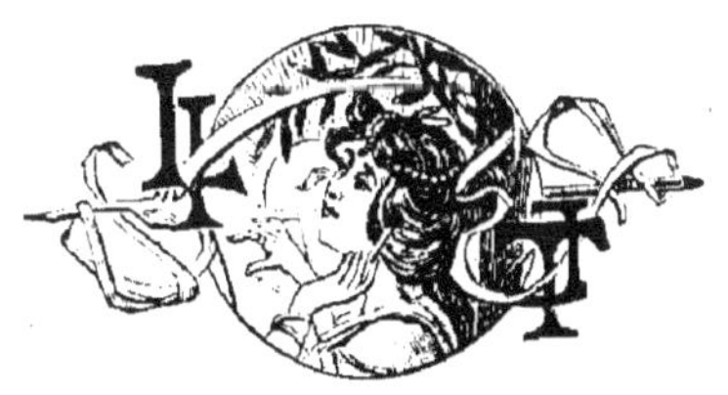

ÉDITIONS ET PUBLICATIONS JULES TALLANDIER

75, Rue Dareau — **PARIS**

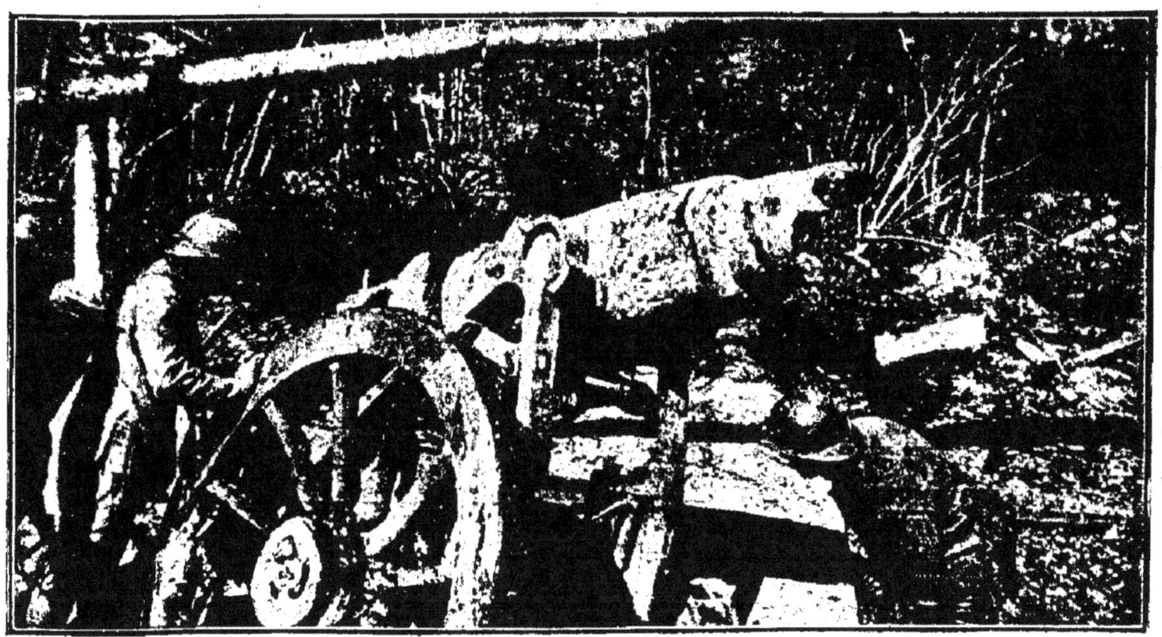

(Cl. M. F.)

Pièce allemande de 150 mm. détruite par le tir de nos canons.

L'INUTILE RÉACTION ALLEMANDE
(15 Mai.)

Les opérations militaires ont été, hier, à peu près nulles, sauf sur le front anglais où nos alliés ont élargi leurs positions, achevé la conquête de Rœux, et repoussé plusieurs contre-attaques ennemies. On sent fort bien que le prince Ruprecht a peine à accepter l'abandon sans rémission de Bullecourt et de Rœux. Mais on s'aperçoit aussi que, même avec le concours des bataillons de la garde, qui doivent être pas mal déchus de leur ancienne splendeur, il n'a plus en mains les moyens de réparer ses échecs.

De notre côté, l'ennemi, après trois grandes tentatives de refoulement aussi inutiles qu'onéreuses, en revient aux combats de détail dont, cependant, il connaît l'absolue stérilité. Il a lancé, lundi matin, des reconnaissances plus ou moins corsées sur nombre de points du front, depuis Vauxaillon jusqu'aux abords de Nauroy, en Champagne. Aucune d'elles, bien entendu, n'a pu aborder nos lignes, car où ont échoué les gros bataillons, il est fort difficile aux unités moindres de faire meilleure besogne. Que si maintenant il s'agit d'amorcer ainsi de nouveaux assauts en masse, j'avoue ne pas comprendre l'utilité de ce hors-d'œuvre, qui ne laisse pas d'être payé cher. Mais ceci est affaire au kronprinz, et pas à moi.

J'ai fort peu de chose à dire des autres fronts, bien que, sur celui de Macédoine, les Bulgares semblent assez agités. Mais les bulletins de l'armée d'Orient gardent sur le détail des opérations une réserve qui commande la nôtre. Là où règne un certain mystère, il vaut mieux ne point chercher à le percer.

De même, en Italie, les bulletins de nos alliés, comme ceux des Autrichiens, signalent une violente recrudescence de la canonnade dans la région des Alpes juliennes, principalement entre Tolmino et la mer, c'est-à-dire à l'est de Gorizia. Nous ne tarderons pas à savoir ce que cela signifie, et si cela signifie quelque chose. Il est certain qu'en ce moment le Carso est débarrassé, ou à peu près, des neiges hivernales, et que l'un ou l'autre des deux adversaires peut parfaitement avoir songé à en profiter.

On remarquera cependant que l'initiative du bombardement semble appartenir aux canons du général Cadorna, car l'ennemi se borne à faire connaître qu'il répond « avec succès ». Nous verrons s'il n'exagère pas.

14 MAI	LES FAITS	14 MAI (suite)

Au nord de l'Aisne. — Les Allemands attaquent, dans la soirée, nos positions du Chemin des Dames, au nord-ouest de Braye-en-Laonnois. Sur le front, les Bovettes — ferme de la Royère — épine de Chevrégny. Leurs masses profondes, amenées à couvert sur les pentes de la rive gauche de l'Ailette, débouchent sur nos lignes où elles causent d'abord un certain fléchissement, mais les défenseurs se ressaisissent bien vite et leurs contre-attaques obligent l'ennemi à la retraite. Au sud de Filain, seulement, du côté de la ferme Sainte-Berthe, nous perdons quelques éléments de tranchées.

Front britannique. — Les Anglais achèvent la conquête de Rœux où l'ennemi résiste avec acharnement et où se déroulent des combats d'une extrême violence.

Sur mer. — Le Zeppelin L. 22 est détruit dans la mer du Nord par des forces navales anglaises.

Front d'Italie. — Reprise des opérations actives retardées par la durée anormale de l'hiver et aussi par la menace d'une offensive austro-allemande de grand style dans le Trentin. Rassuré de ce côté, le général Cadorna a reporté ses forces sur l'Isonzo où le canon tonne avec violence, depuis le 12 mai. La bataille engagée aujourd'hui par les Italiens se déroule au sud de Tolmino, entre Canale et Gorizia : nos alliés débouchent sur la rive gauche de l'Isonzo par leur tête de pont de Plava et s'élèvent sur l'arête rocheuse du mont Cucco et du mont Vodice ; l'objectif à atteindre est le monte Santo d'abord, puis le monte San Gabriele, dont les formidables batteries a s roh g iss rendent impossible toute avance italienne, à l'est de Gorizia.

En Russie. — Le général Broussiloff et le général Gourko adressent leur démission au Gouvernement provisoire. Cette nouvelle cause une grande sensation.

LE GÉNÉRAL PÉTAIN NOMMÉ GÉNÉRALISSIME

(16 Mai.)

Le général Pétain, est, à partir d'aujourd'hui, généralissime du front français, ou, pour parler le langage officiel commandant en chef des armées françaises du Nord et du Nord-Est.

Cette décision, prise hier matin par le Conseil des ministres sur la proposition de M. Painlevé, ministre de la Guerre, ne surprendra ni l'armée, ni le Parlement, ni aucun de ceux qui depuis un mois ont su lire entre les lignes des communications officielles ou officieuses relatives au haut commandement. Lorsque, le 30 avril dernier, nous avons annoncé la création, ou plutôt le rétablissement du poste de chef d'état-major général, au ministère de la Guerre, au profit du général Pétain, nous avons fait comprendre à nos lecteurs, dans la mesure où cela nous était possible, que ce poste n'était pour le général Pétain qu'un poste d'attente. Il s'agissait alors de le placer au sommet de la hiérarchie militaire — ce sont les termes mêmes dont nous nous sommes servis — en étendant « sa responsabilité à toutes les opérations où les armées françaises seront engagées ».

Dès lors que telle était l'intention du gouvernement, la force des choses devait l'amener à prendre une mesure plus nette et à confier au général Pétain les fonctions de général en chef. C'est ce qui a été fait, hier, après une série de délibérations où M. Painlevé a fait triompher son point de vue.

Cette décision en appelait immédiatement deux autres : l'une, touchant la nouvelle affectation du général Nivelle, que le général Pétain remplace ; l'autre, relative au successeur à donner à ce même général Pétain comme chef d'état-major.

Pour ce qui est du général Nivelle, qui, au mois de décembre dernier, était, on se le rappelle, commandant de l'armée de Verdun, sous les ordres du général Pétain, il prend la direction d'un groupe d'armées. Quant au poste de chef d'état-major général, il est attribué au général Foch, dont on connaît les brillants états de service à la Marne, sur l'Yser et sur la Somme.

Telle est la conclusion d'ensemble donnée par le gouvernement à l'examen, auquel il s'est consciencieusement livré depuis quatre semaines, de la situation militaire et des enseignements des dernières opérations, sans préjudice des modifications qu'il sera plus facile à un nouveau chef d'apporter aux services et rouages où certaines défectuosités ont pu être relevées.

Voici le texte de la note officielle qui annonce la composition du haut commandement :

« Sur la proposition du ministre de la Guerre le Conseil des ministres a décidé

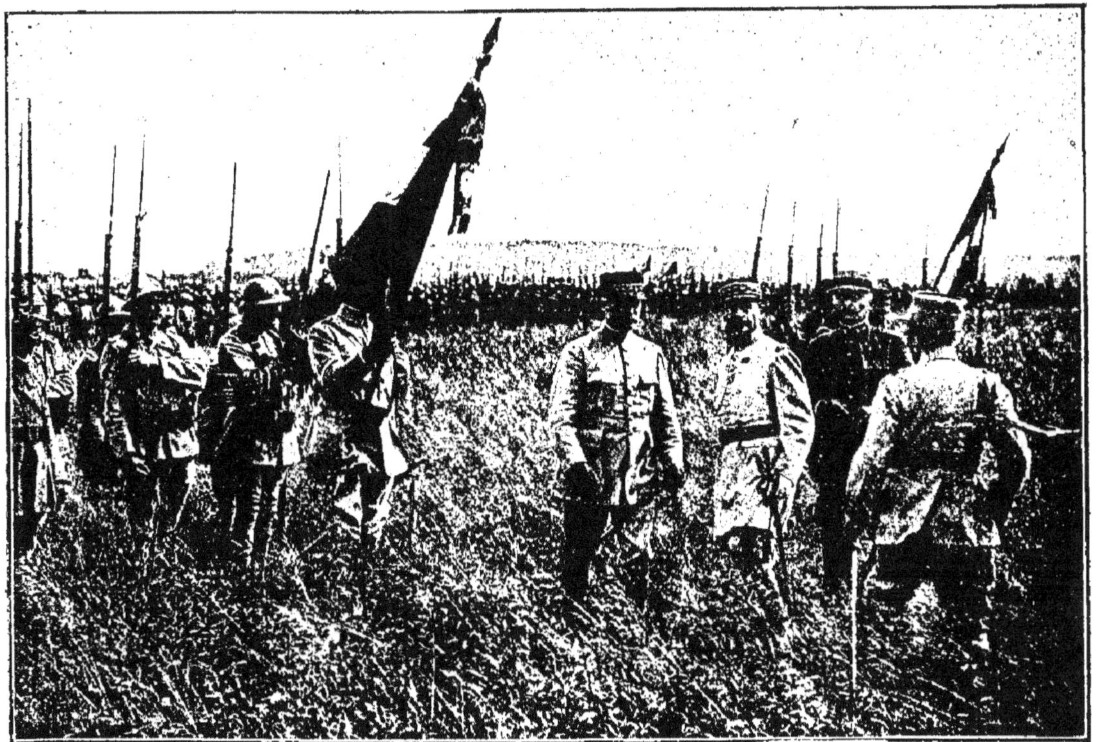

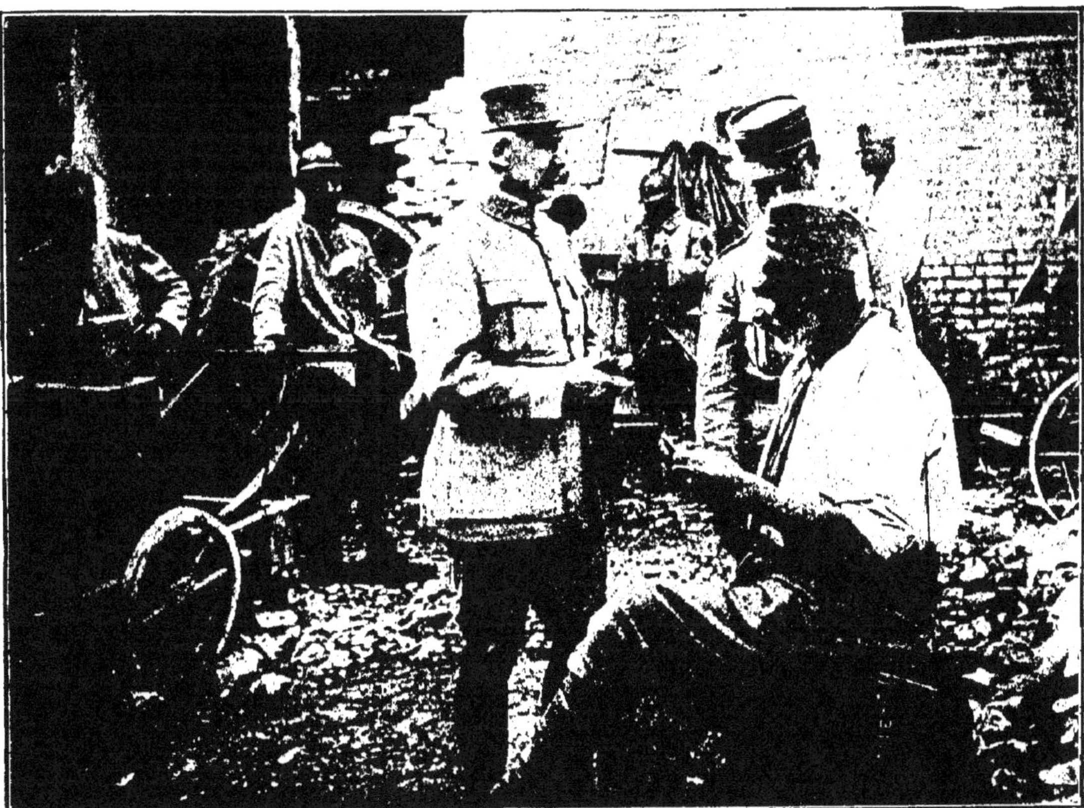

(Cl. Section phot. de l'Armée.)

1. — *Accompagné du général Humbert, le commandant en chef de nos armées vient de décorer le drapeau d'un régiment marocain. — 2. — Le général Pétain visite un cantonnement dans la Marne.*

<table>
<tr><td>15 MAI</td><td>LES FAITS</td><td>16 MAI</td></tr>
</table>

Le haut commandement dans l'armée. — Sur la proposition du ministre de la Guerre, le Conseil des ministres, réuni dans la matinée, arrête les décisions suivantes :

Le général Pétain est nommé commandant en chef des armées du Nord et du Nord-est ; le général Nivelle est appelé au commandement d'un groupe d'armées ; le général Foch est nommé chef d'état-major général, au ministère de la Guerre, en remplacement du général Pétain.

Sur mer. — Attaque d'un convoi de chalutiers dans l'Adriatique, par une escadre de croiseurs ennemis ; intervention rapide de navires de guerre italiens, anglais et français devant lesquels les croiseurs ennemis prennent la fuite. Un d'entre eux, au moins, est coulé. De notre côté, nous perdons le contre-torpilleur Boute-Feu. Dans la Méditerranée, le transport de troupes anglais Cameronia est torpillé par un sous-marin.

Au nord de l'Aisne. — Journée de vifs combats prolongés jusqu'à la nuit, entre Vauxaillon et le moulin de Laffaux : l'ennemi a concentré dans ce secteur des forces importantes ; il multiplie ses attaques et les mène avec une grande énergie, mais sans arriver à aucun résultat sérieux. Sur les quelques points où la violence des assauts fait un moment fléchir nos lignes, de brillantes contre-attaques rétablissent rapidement la situation.

Front britannique. — Attaques allemandes sur la Scarpe, entre Gavrelle et la rivière ; les colonnes d'assaut avancent malgré le feu violent de l'artillerie anglaise et obligent nos alliés à abandonner momentanément leurs positions avancées, mais elles sont impuissantes à se maintenir sur le terrain conquis.

Front d'Italie. — Violentes réactions de l'ennemi dans tous les secteurs où s'est développée la bataille du 14.

---

de confier au général Pétain le commandement en chef des armées françaises du Nord et du Nord-Est.

« Le général Nivelle est appelé au commandement d'un groupe d'armées.

« Le général Foch est nommé chef d'état-major général au ministère de la Guerre, en remplacement du général Pétain. »

Je n'ai pas à m'occuper aujourd'hui des raisons qui ont déterminé le gouvernement à apporter, après trois mois, des modifications nouvelles au haut commandement. Il ne serait ni opportun, ni même séant de discuter en ce moment les mesures qu'il croit devoir prendre sous sa responsabilité ; mais je puis affirmer que, cette question mise à part, les choix qu'il a faits ne pouvaient être meilleurs.

Le général Pétain, promu du rang de major général au poste suprême, a su, par la justesse de son coup d'œil, sa grande expérience, son esprit de décision et sa calme énergie, mériter la pleine confiance de l'armée et du pays. Ceux, qui, comme moi, ont l'honneur de le connaître,

savent quelles puissantes qualités de chef il cache sous des dehors un peu sévères et un abord réservé. C'est un homme qui sait ce qu'il veut et qui le veut assez pour l'obtenir.

Quant au général Foch, chacun se souvient des mérites éclatants dont il a donné des preuves sur la Marne, l'Yser et la Somme. Nul n'ignore que son savoir professionnel fut particulièrement précieux dans certaines situations, qui exigent un homme de tête et d'acquit. Partout où il a passé, il a laissé sa trace. Les difficiles fonctions de chef d'état-major général ne pouvaient donc être mises en meilleures mains.

Enfin, le général Nivelle reçoit le commandement d'un groupe d'armées. Cette compensation était due au soldat vigoureux, loyal et probe qui dégagea Verdun et eut l'honneur d'ouvrir une brèche encore béante dans la muraille d'Hindenburg. Où que les événements le placent, un général de sa valeur doit rendre encore des services à son pays.

L'ENNEMI CONTRE-ATTAQUE SUR LES FRONTS FRANÇAIS ET BRITANNIQUE
(17 Mai.)

Nous sommes, en ce moment, dans l'ère des contre-attaques. Il demeure bien entendu, si l'on s'en tient à la version de Ludendorff et de ceux qu'il inspire, que le front Hindenburg-Siegfried-

Wotan est essentiellement flexible, élastique, compressible et interchangeable à volonté. Cependant, à peine est-il entamé quelque part, que les bataillons de Ruprecht ou de Guillaume s'épuisent en efforts sur-

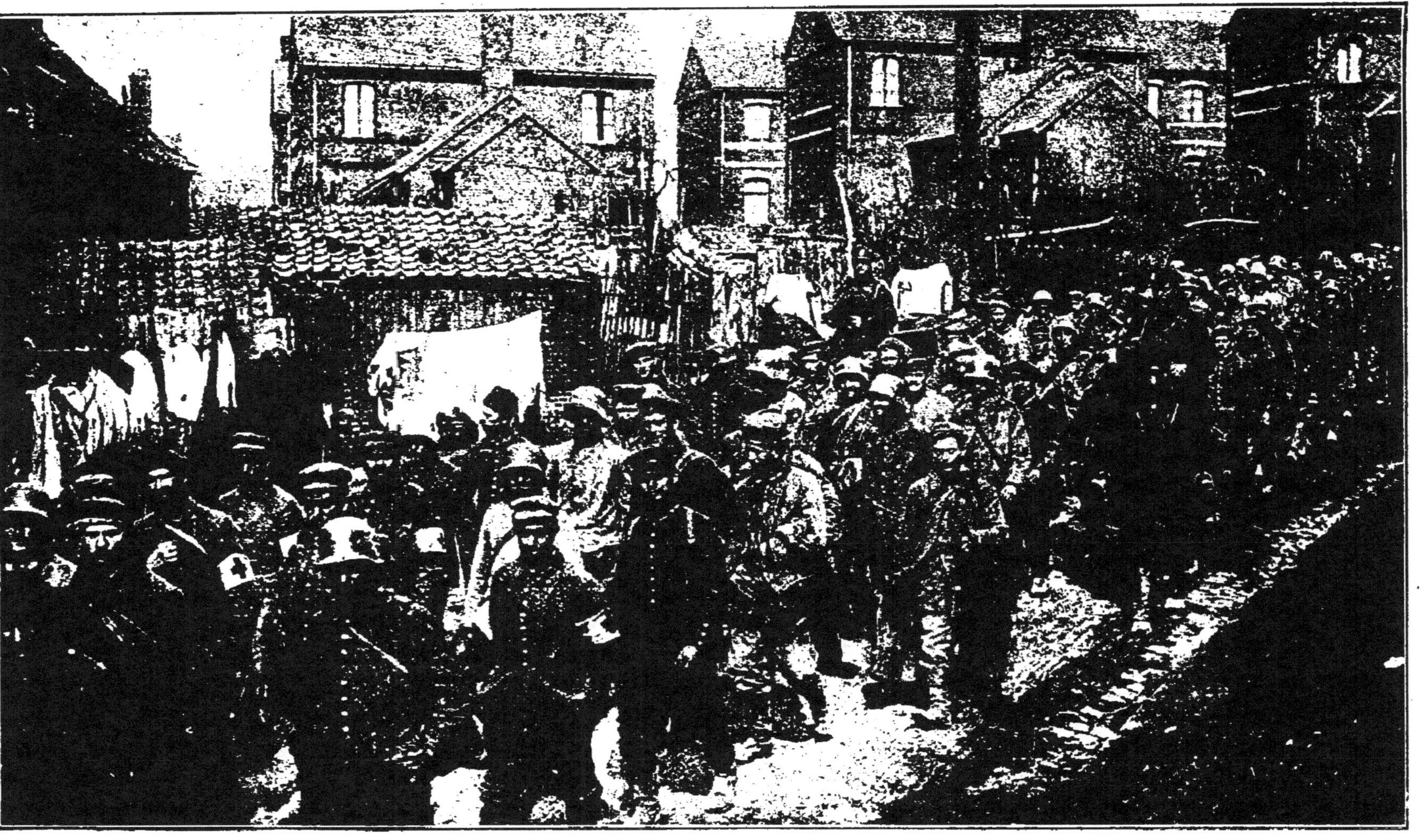

Prisonniers allemands, capturés par les troupes britanniques, traversant un village reconquis, pour être conduits à l'arrière.

humains pour le reconstituer. Ils sont généralement saignés à blanc, mais ils recommencent, comme si, de la reprise de ces points réputés sans valeur, dépendait leur sécurité et leur salut. Contradiction singulière, que je laisse à leurs écrivains le soin d'expliquer.

On ne compte plus les assauts très violents, et d'assez grand style, qui ont été, avant-hier et hier, lancés, du côté des Anglais et du nôtre, contre ces positions, toujours les mêmes, dont nos adversaires n'ont pas encore digéré la perte. Le premier visait le Chemin des Dames, dans le nord-ouest de Braye-en-Laonnois. Un élément de tranchée, en flèche, nous a été enlevé en tout et pour tout. Le second, plus récent, a été lancé dans la région du moulin de Laffaux, sur le plateau de Vailly. Les avantages minimes acquis par l'ennemi n'ont été que momentanés et de brillantes contre-attaques, où il a eu d'énormes pertes, ont maintenu notre ligne aux points où elle était avant la tentative allemande. Quant aux troupes britanniques, elles ont été fort rudement attaquées à la fois du côté de la Scarpe, sur la partie conquise de la ligne Hindenburg, et aux environs de Bullecourt. La première tentative, un moment heureuse, s'est achevée dans un complet échec. La seconde a permis aux Allemands de prendre pied dans quelques maisons du village. C'est peu. Et je ne parle que pour mémoire d'une menace avortée au sud-est de Loos, ainsi que des nombreux coups de main dont les communiqués nous donnent l'énumération assez monotone.

Il se pourrait maintenant qu'Hindenburg eût bientôt sur les bras d'autres affaires. Comme on pouvait s'y attendre après les violents bombardements de ces derniers jours, nos amis italiens ont attaqué, entre Tolmino et la mer, les positions autrichiennes. La bataille, très rude, s'effectue dans des conditions avantageuses pour nos alliés. Ceux-ci ont déjà réalisé quelque avance à l'est de Plava et de Gorizia, ainsi que sur les pentes occidentales du mont Cucco, et fait une jolie cueillette de prisonniers. Il convient d'attendre la suite, car les positions ennemies sont très fortes. Mais le général Cadorna dispose d'une puissante artillerie, et l'on sait que, pour résister longtemps, les Autrichiens ont toujours eu besoin d'un étai.

COMME A VERDUN
(18 Mai.)

Les Allemands semblent vouloir reprendre, sur le front anglo-français, la tactique qui, l'an dernier, leur a si mal réussi, devant Verdun. Nous ne nous en

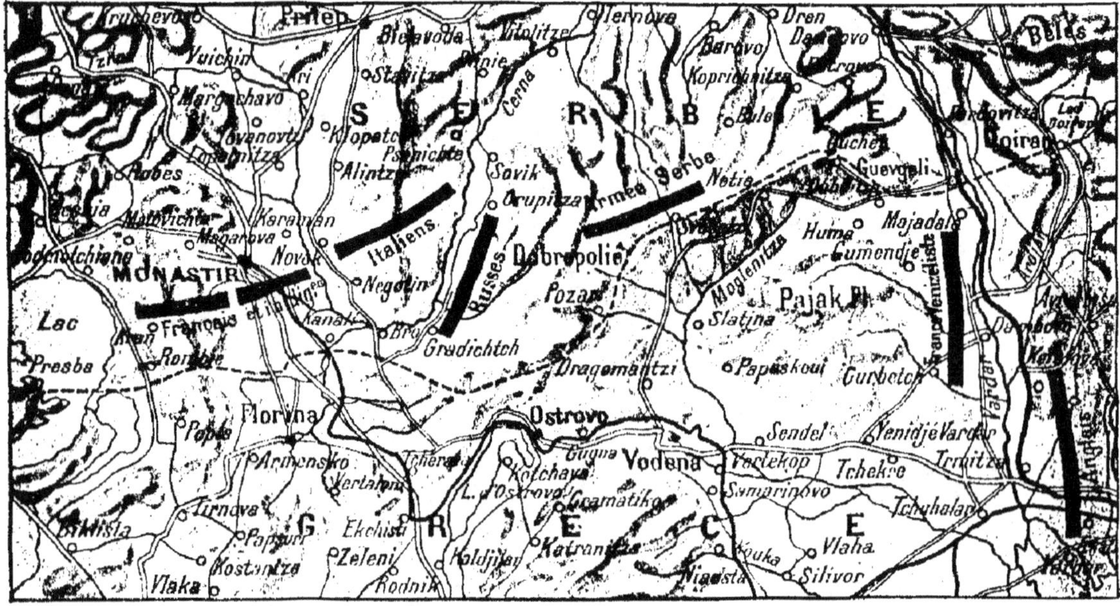

Secteurs respectifs occupés par les troupes alliées, sur le front macédonien.

plaindrons pas, au contraire. S'il leur plaît de se faire une seconde fois écharper en détail, non seulement nous n'y voyons aucun inconvénient, mais nous aurions presque envie de les encourager.

On se souvient des attaques décousues, intermittentes, mais toujours massives et conséquemment fort coûteuses, que le kronprinz de Prusse lançait tantôt ici, tantôt là, contre nos positions. Quelques bribes de tranchées, parfois aussi de petites bandes de terrain en étaient le prix fort peu proportionné aux sacrifices. Il arrivait aussi que, certains jours, on ne gagnait rien que des coups. Et, au total, il a fallu non seulement renoncer à nous débusquer de nos points d'appui suprêmes, mais même nous rendre les principaux de ceux que la poussée initiale avait fait tomber. Pour ce beau résultat, 500 000 hommes étaient restés sur le carreau.

Reverrons-nous ces hécatombes? C'est fort possible, les mêmes causes devant produire les mêmes effets. Car c'est bien la méthode incohérente des coups de bélier qui recommence, avec la furie aveugle d'autrefois. Les attaques fougueuses et réitérées de Laffaux, de Braye-en-Laonnois, sur notre front, de Bullecourt et de la Scarpe, sur le front britannique, sont toutes pareilles, au point de vue de la dispersion, de l'absence de coordination et du manque de liaison, à celles que nous avons connues à Fleury, au bois des Caillettes, aux Chambrettes, au Mort-Homme et à la cote 304. Elles sont, au surplus, également inutiles. Elles ne paraissent pas coûter sensiblement moins cher.

Pourquoi donc en serions-nous émus? Les soldats français et anglais de Champagne et d'Artois sont, comme leurs camarades de Verdun, résistants et solides. Ils ont jusqu'ici maintenu inébranlablement leurs positions et mordu l'ennemi beaucoup plus profondément que celui-ci n'a pu le faire lui-même. Ils continueront. Puis, quand ils auront lassé et dégoûté un adversaire qui ne pourra peut-être pas toujours profiter des arrivages de Russie, on établira le bilan des affaires. Je doute fort qu'il se chiffre alors au bénéfice d'Hindenburg.

Depuis longtemps, on nous menaçait d'une puissante offensive. Ses moyens ayant été usés avant l'heure par l'initiative adverse, nous n'en avons plus que la monnaie. Et c'est déjà un appréciable bénéfice, car l'usure qui résulte d'assauts plus ou moins épars, mais à peu près ininterrompus, est bien plus grande et bien plus rapide que celle dont il faut payer un grand effort d'ensemble, même lorsqu'il ne réussit qu'imparfaitement.

Un mot maintenant de l'offensive italienne, entamée mardi et qui semble se

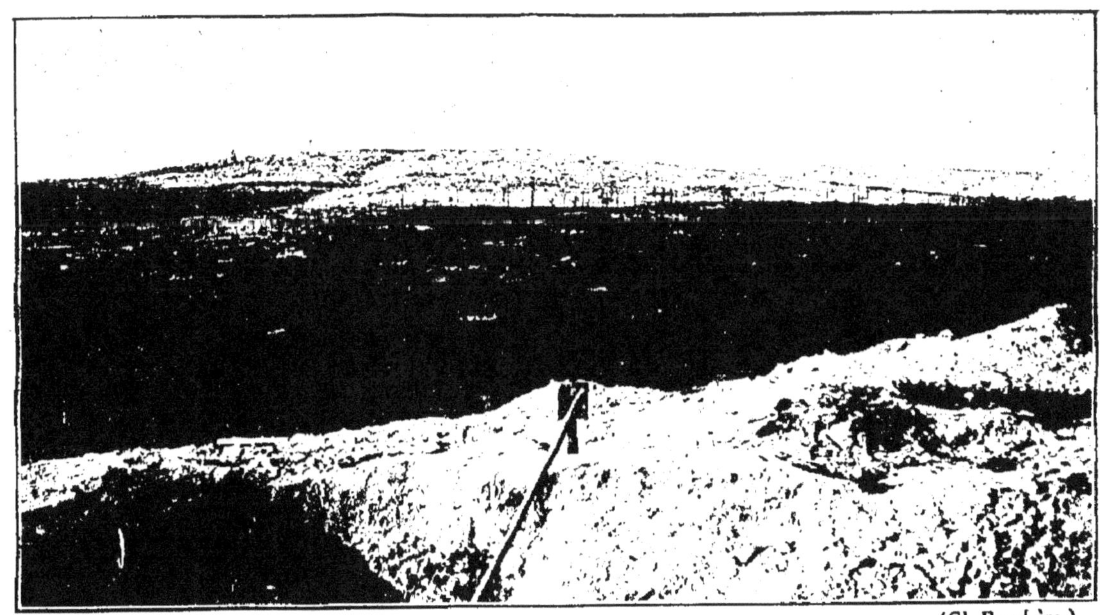

(Cl. Beaufrère.)

Vue d'ensemble du mont Haut, prise lors des derniers combats.

Dans les vagues des gaz asphyxiants.

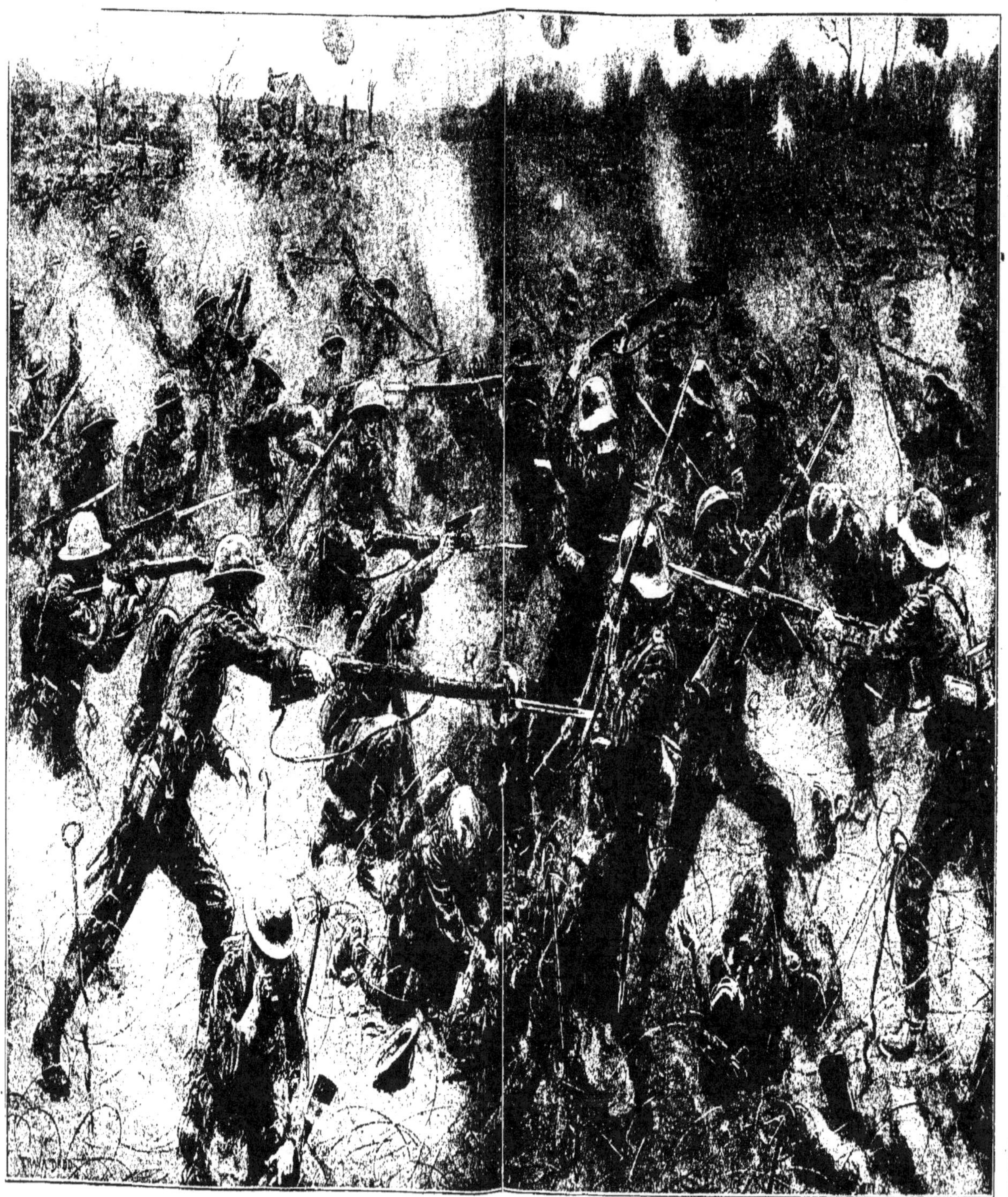

Le village où se déroule la bataille que représente notre dessin, avait déjà passé plusieurs fois de main en main. Nos alliés en étaient maîtres quand une violente contre-attaque ennemie se produisit. Au moment même où un furieux bombardement se déclenchait, une nappe de gaz asphyxiants, portée par un vent favorable, s'abattait sur les troupes britanniques et les forçait à reculer. L'hésitation fut de courte durée. Dûment préservés par leurs masques, les Anglais se précipitèrent dans la nuée délétère et attaquèrent à leur tour les agresseurs. Ceux-ci ne s'attendaient pas à une si prompte offensive. Mais, enfin maîtrisés, force leur fut d'abandonner définitivement la partie.

poursuivre dans des conditions favorables. On a vu que nos alliés, après avoir pris pied, sur le Carso, dans les premières lignes autrichiennes, se développent maintenant en arc de cercle sur la rive gauche de l'Isonzo, à l'est de Gorizia. Ils ont fait, en un jour, plus de 3 300 prisonniers. C'est donc pour eux un bon début, qui nous permet d'espérer des résultats encore plus importants.

LE JEU D'HINDENBURG
(19 Mai.)

Les coalisés germaniques, au lieu d'attaquer, comme ils le voulaient, contre-attaquent, et ce n'est pas la même chose. Les efforts faits pour reprendre des positions perdues, fussent-ils couronnés de succès, — et ce n'est pas le cas, — ne sont jamais, ni stratégiquement, ni tactiquement, l'équivalent d'une opération coordonnée dans toutes ses parties, et dont le but essentiel est la désorganisation de l'adversaire, ou son délabrement moral. Ils peuvent quelquefois, quand ils parviennent à obtenir certaines réparations indispensables, retarder l'échéance de solutions décisives. Ils sont toujours insuffisants, et surtout trop éparpillés pour amener celles-ci.

Mais ces réparations mêmes, les Allemands peuvent-ils se vanter d'en avoir fait une seule? Ce n'est point, assurément, à Laffaux, où, après une journée de combats onéreux, ils ont dû rentrer sous la tente. Ce point d'appui est cependant pour eux de première importance, parce qu'il constitue le saillant du redan immense que forme la muraille constituée par Hindenburg en territoire français, et que les saillants sont, plus que tout le reste, exposés à l'enveloppement.

Ce n'est pas davantage dans les abords de Braye-en-Laonnois ou sur le plateau de Californie, théâtres, eux aussi, de combats sanglants, opiniâtres et sans bénéfice aucun. Tous ces essais de reprise, auxquels il faut ajouter ceux, non moins stériles, qui visaient les positions anglaises au nord de la Scarpe, ont échoué assez piteusement, cependant que nous réalisions nous-mêmes une avance assez sensible sur les pentes dévalant de Craonne vers Juvincourt, et que nos alliés britanniques s'emparaient de tout le village de Bullecourt, disputé depuis le 3 mai avec un acharnement inouï.

Voilà des faits patents et incontestables. Non seulement l'ennemi ne parvient nulle part à nous faire reculer, mais même il ne nous empêche pas d'avancer. A qui fera-t-on croire que c'est pour un objet aussi négatif qu'Hindenburg avait concentré

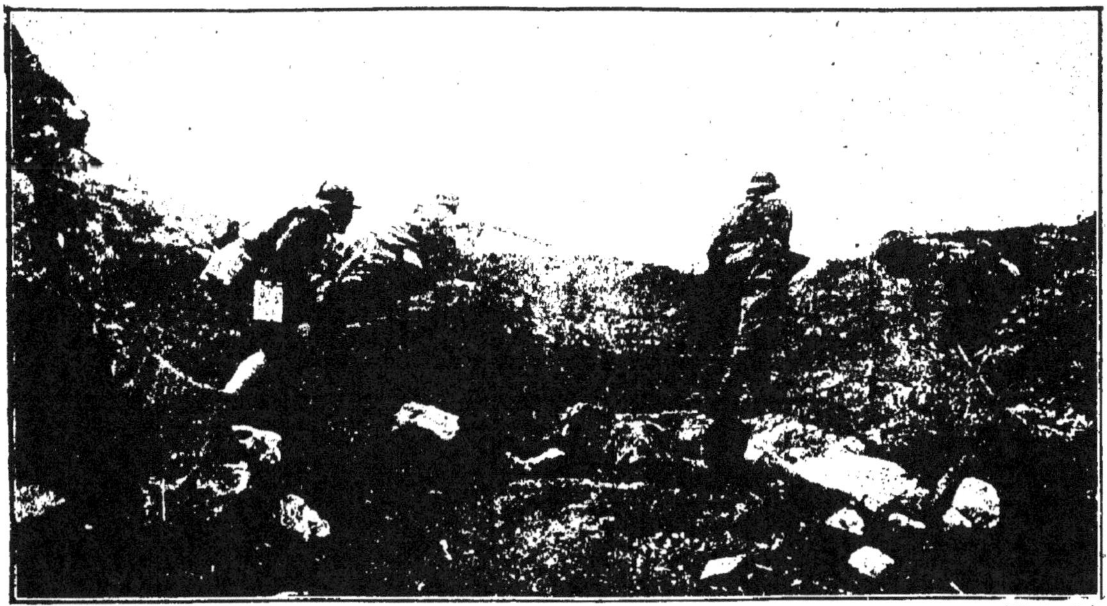

(Cl. L. B.)

Défense à la grenade d'un de nos postes avancés.

derrière ses premières lignes une masse de 44 divisions, comme je l'ai déjà dit et comme je le répète, parce que c'est une chose à ne pas oublier?

Au reste, ce qui se passe en France a son pendant en Italie. Les Autrichiens, ayant fléchi sous l'attaque de Cadorna, s'efforcent maintenant sinon de récupérer leurs tranchées, au moins de limiter leur recul. Eux aussi contre-attaquent, ce qui est la ressource du premier battu. Eux aussi perdent beaucoup de monde, — y compris 6 432 prisonniers, — ne reprennent rien, et voient leur adversaire progresser encore, tandis qu'ils s'évertuent vainement à le contenir.

En vérité, ce jeu de réactions vaines peut se prolonger encore. Ce ne sont assurément pas les Alliés qui ont le plus à en souffrir.

SUR LE FRONT DE VOLHYNIE
(20 Mai.)

Une nouvelle contre-attaque, lancée vendredi dans la soirée contre la partie ouest du Chemin des Dames, en face de Braye-en-Laonnois, a eu, en gros, le sort des précédentes. Ayant dit déjà ce qu'on pouvait penser de ce jeu obstiné autant qu'improductif, je me borne à enregistrer le fait, qui certainement ne sera pas le dernier de la série. Il ne nous déplaît pas de voir quel prix les Allemands attachaient aux positions que nous les avons forcés de quitter.

Du côté des Anglais, rien d'intéressant ne s'est passé. Mais voici que tout à coup, l'activité s'est rallumée sur le front russe, éteint depuis longtemps, et qu'un assaut en masses assez considérables a été livré, en Volhynie, contre les tranchées occupées par nos alliés du côté de Wladimir-Wolynski. Un bulletin laconique nous apprend qu'il a été repoussé, comme le laisse entendre d'autre part le silence absolu gardé sur lui par le communiqué de Ludendorff. Mais s'agit-il d'un commencement d'offensive a plus grande échelle, ou simplement d'une sorte de reconnaissance destinée à sonder les dispositions intérieures d'une armée qui vient de subir un ébranlement incontestable, et à découvrir son véritable état moral?

Je croirais volontiers à la seconde hypothèse, que semblent suffisamment justifier les tentatives préalablement faites par l'Allemagne pour déraciner dans les rangs moscovites les derniers vestiges de l'esprit militaire, et porter, à la faveur de certaines menées souterraines, le désordre dans l'âme des soldats. Le prince Luitpold de Bavière a vraisemblablement été chargé de mesurer la force de résistance

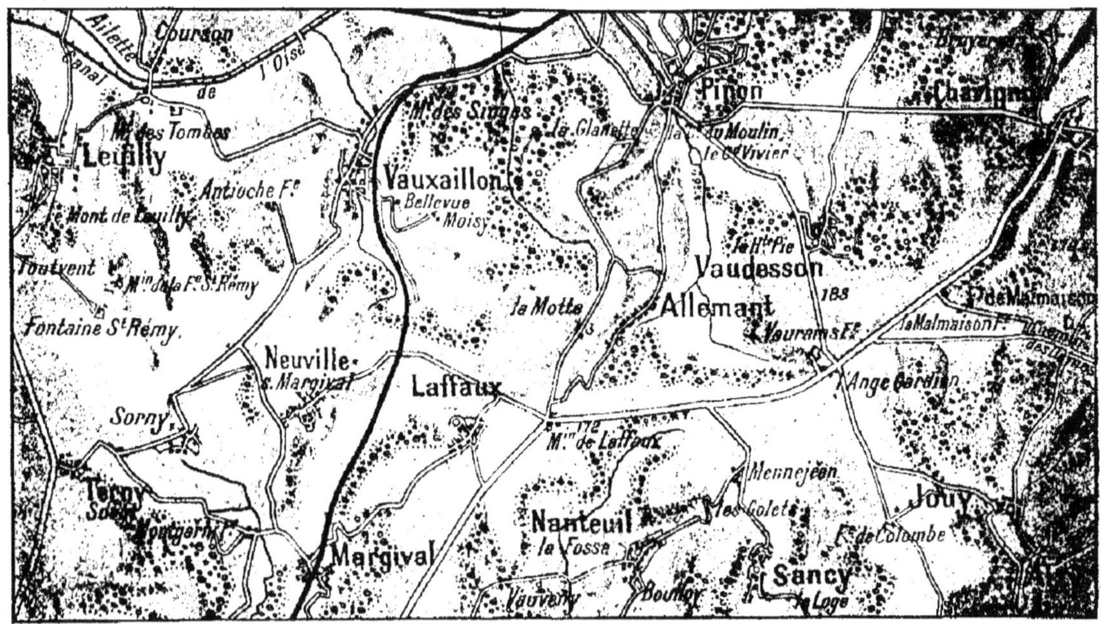

Carte de la région de Vauxaillon et du moulin de Laffaux.

17 MAI	LES FAITS	18 MAI

Au nord de l'Aisne. — *L'activité de l'ennemi se concentre sur le plateau de Californie qui est violemment bombardé ; plusieurs attaques sur l'extrémité nord-est de la position sont repoussées.*

Front britannique. — *Nos alliés enlèvent les dernières maisons de Bullecourt : on se bat avec acharnement, depuis le 3 mai, pour la possession de ce village dont la défense a coûté aux Allemands des pertes énormes.*

Front d'Italie. — *Les troupes du général Cadorna consolident leurs positions sur le terrain conquis à l'est de l'Isonzo. Elles repoussent de nouvelles contre-attaques, particulièrement violentes dans la zone du monte Vodice et au nord-est de Gorizia.*

Le concours du Japon. — *Un nombre assez important de canonnières japonaises sont arrivées depuis quelques jours dans la Méditerranée où elles vont participer à la chasse des sous-marins ennemis.*

Au nord de l'Aisne. — *Échec d'une attaque allemande lancée dans la soirée sur nos positions du Chemin des Dames, entre l'épine de Chevrégny et le canal de l'Oise. Journée relativement calme dans les autres secteurs et sur le front britannique.*

En Russie. — *Constitution d'un ministère de concentration nationale, dans lequel le comité exécutif des ouvriers et soldats a consenti à voir entrer un certain nombre de ses représentants et auquel il a promis son appui. M. Kerensky, nommé ministre de la Guerre et de la Marine, jouit d'une extraordinaire popularité dans l'armée et son premier acte est d'ordonner à tous les hommes qui ont quitté les rangs de rejoindre leur corps avant le 28 mai. Le ministre déclare en même temps qu'il n'acceptera la démission d'aucun général chargé d'un haut commandement.*

États-Unis. — *Le président Wilson signe la loi sur le service militaire obligatoire.*

qui restait à des troupes en proie à des excitations insolites, qu'entretiennent avec perfidie — il serait puéril de le nier — des agents plutôt démoralisateurs. Après s'être acquitté de la besogne, il a dû s'apercevoir que devant lui se dressait une muraille encore assez fortement cimentée et compacte. C'est qu'après une crise dont on ne saurait nier la gravité, l'armée russe, comme a dit le général Gourko, paraît entrer en convalescence. Or, celle-ci donne parfois au malade des forces nouvelles et lui confère une vigueur accrue qu'il peut être dangereux de braver.

Nous-mêmes n'avons-nous pas connu jadis des épreuves semblables ? Il existe une analogie singulière entre la turbulence de certains délégués soldats, qui apportent à Petrograd des revendications inacceptables, et les menées effervescentes des volontaires, ou, pour parler plus exactement, des réquisitionnaires que les décrets de la Convention avaient jetés dans nos armées, au début de l'année 1793.

Il fallut que, par de sages mesures, les organisateurs qui s'appelaient Carnot et Dubois-Crancé noyassent dans ce qu'on a appelé « l'amalgame », c'est-à-dire la fusion des vieux régiments avec les nouvelles levées, les ferments d'indiscipline qui paralysaient les efforts des Houchard, des Dampierre et des Dillon.

Ce qui a été fait une fois peut et doit se refaire, car les armées se restaurent comme le reste, et il ne faut pas oublier que, parmi ces soldats héroïques qui entrèrent en conquérants dans toutes les capitales de l'Europe, il y en avait beaucoup dont les débuts militaires, au temps des déroutes dont la Flandre fut le théâtre en cette année dont je viens de parler, avaient été peu brillants et même, dirai-je, particulièrement orageux.

FAUSSE RENOMMÉE
(21 Mai.)

Il nous a été donné hier un savoureux raccourci de la manœuvre d'Hindenburg, si tant est que cette rétrogradation retardée par des moyens factices et sanglants puisse s'appeler une manœuvre. Le sanglier que les chiens s'apprêtent à coiffer use d'une tactique toute semblable. Il rompt en donnant, chaque fois qu'il le peut, défaut sur le point où il risque d'être saisi, et, quand la meute hurlante commence à lui enfoncer ses crocs dans la chair, il s'arc-boute à quelque objet résistant, afin que le jeu de ses redoutables défenses ait, avant le moment suprême, un peu plus d'élasticité meurtrière et de champ.

Le chef d'état-major allemand, obligé, par la supériorité acquise des alliés et leur attitude agressive, de renoncer à ses premières ambitions, n'a rien trouvé de plus expédient, pour proroger la catas-

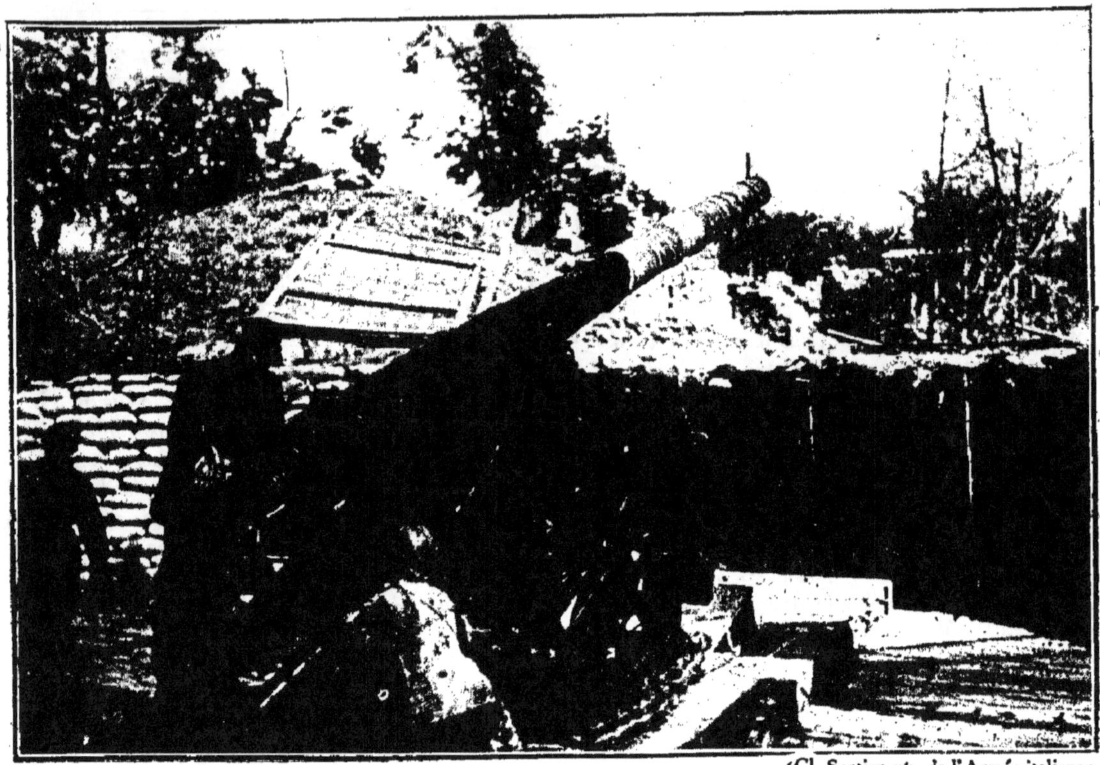

(Cl. Section ph. de l'Armée italienne.)

Pointage d'un canon de gros calibre sur le front italien.

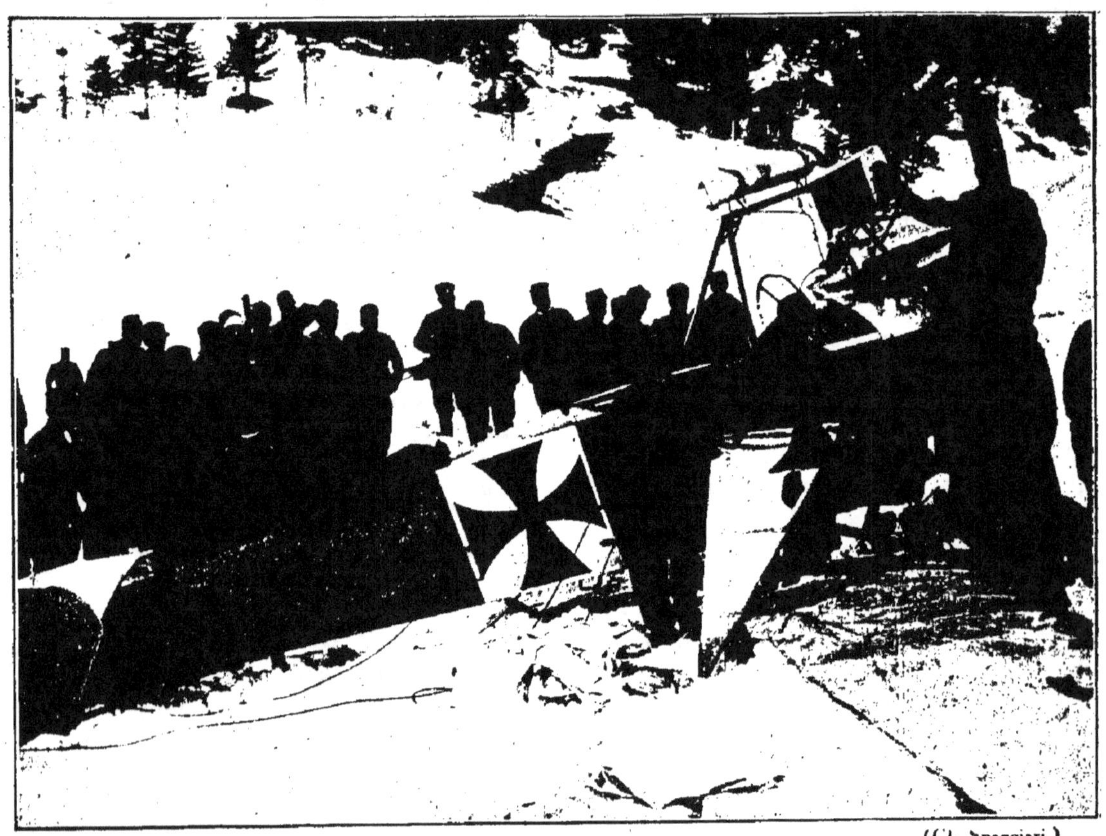

(Cl. Spaggiari.)

Avion autrichien descendu par l'artillerie italienne près d'Asiago.

| 19 MAI | LES FAITS | 20 MAI |

En France. — *Actions de détail et lutte d'artillerie. Celle-ci particulièrement violente au nord de l'Aisne, sur le Chemin des Dames, entre les Bovettes et Heurtebise et jusqu'au plateau de Californie.*

Front de l'Isonzo. — *Les Italiens continuent à élargir leurs positions au nord de Gorizia, sur le monte Vodice. Les contre-attaques autrichiennes se multiplient sans résultat appréciable.*

Au Nicaragua. — *Rupture des relations diplomatiques avec l'Allemagne.*

États-Unis. — *Après avoir signé la loi sur le service obligatoire, le président Wilson a lancé une proclamation dans laquelle il déclare que, comme en France, la nation américaine toute entière doit être sous les armes, « la nation a besoin de tous ses fils ; elle a besoin de chaque homme, non dans l'occupation qui lui plaît le mieux et qu'il voudrait choisir, mais dans celle où il sera le plus utile ».*

Au nord de l'Aisne. — *Les Allemands ont dirigé pendant toute la nuit un feu roulant d'obus de gros calibres et de projectiles asphyxiants sur nos positions, de l'est d'Heurtebise au nord de Sancy ; c'était évidemment la préparation d'un assaut général, mais devant la puissance de notre riposte d'artillerie, les masses allemandes ont renoncé à sortir de leurs tranchées.*

En Champagne. — *Brillante attaque en deux secteurs du massif de Moronvilliers ; enlèvement de plusieurs lignes allemandes, d'une part, sur les pentes nord du mont Cornillet, de l'autre, sur les sommets du Casque et du Téton. Tous les observatoires importants de cette région se trouvent entre nos mains. L'ennemi nous abandonne 800 prisonniers.*

Front britannique. — *Entre Fontaines-les-Croisilles et Bullecourt, les Anglais s'établissent dans une nouvelle portion de la ligne Hindenburg.*

trophe et éviter aux âmes allemandes de trop rudes désillusions, que cette escrime simpliste qui consiste à chicaner, de poste en poste, un terrain qu'il lui est impossible de conserver. Il fait comme le sanglier dont je parlais tout à l'heure. Mais, à la différence de celui-ci, qui frappe à la diable et sans autre prétention que celle de défendre sa vie, il souhaiterait qu'on lui accordât du génie. C'est cependant un don que nous nous refuserons à lui reconnaître, encore que, par une exception assez rare, il passe pour prophète en son pays.

J'ai beau chercher en effet dans ses faits et gestes depuis le début de cette guerre, je n'y découvre rien qui puisse le mettre au rang des grands capitaines que l'histoire a consacrés. Est-ce la libération de la Prusse orientale ? On sait maintenant à quelle suite était vouée la généreuse imprudence de nos alliés. Est-ce la prise de Varsovie ? Lui-même n'ignore pas, sans doute, que s'il a échappé, là, à un terrible danger, ce n'est point à ses talents ou à sa vigilance qu'il le doit, mais à la trahison d'un misérable qui, depuis, a payé son forfait. Quant au reste, ce fut une simple question d'hommes, de canons lourds et de munitions, le tout dépensé sans compter contre un adversaire qui manquait du nécessaire le plus strict.

Dans cette guerre, je ne vois à l'actif des Allemands, en dehors de leur brutale et félonne offensive du début dans laquelle le maréchal-fétiche n'est pour rien, qu'une seule opération montée avec art et stratégiquement inattaquable, c'est celle de la Dunajec, qui perça le centre russe et fit reculer le front oriental tout entier. Or, elle n'appartient à Hindenburg ni comme conception ni comme exécution. Elle est entièrement l'ouvrage de Mackensen, aujourd'hui rejeté dans l'ombre, et qui y reste, ce dont nous n'avons point à éprouver de regrets. Je ne jurerais même pas qu'elle n'ait pas inspiré à l'heureux vainqueur de Tannenberg une petite pointe de jalousie. En tout cas, on doit se souvenir qu'il ne l'a guère aidée.

En vérité, la réputation de ce reître est usurpée et toute de commande. J'atteste que ce n'est point la campagne de 1917, avec ses coups de bélier épars, ses ruées massives autant qu'incohérentes, et l'énorme consommation d'hommes ainsi imposée à une armée devenue exclusivement passive, qui la justifiera devant les siècles à venir.

LES ANGLAIS SONT COMPLÈTEMENT MAITRES D'UN IMPORTANT TRONÇON DE LA LIGNE HINDENBURG
(22 Mai.)

L'ennemi, fidèle à sa tactique des coups de boutoir, avait organisé dimanche une attaque à grand orchestre contre nos positions du Chemin des Dames. Bombarde-

21 MAI	**LES FAITS**	**22 MAI**

En Champagne. — Consolidation des positions enlevées hier sur les pentes nord du mont Cornillet, du Casque et du Téton : l'ennemi les soumet à un violent bombardement.

Front britannique. — Le communiqué constate que les tranchées allemandes qui constituaient la ligne Hindenburg entre Arras et un point fixé à 1500 mètres à l'est de Bullecourt ont presque toutes été enlevées au cours des derniers combats. L'artillerie britannique fait exploser sur la route d'Arras à Cambrai, au nord-est de Quéant un important dépôt allemand de munitions: la secousse produite par l'explosion est ressentie à une grande distance.

Front d'Italie. — Les Autrichiens multiplient leurs diversions dans le Trentin, mais leurs efforts dispersés n'obtiennent aucun résultat. Sur l'Isonzo, les Italiens organisent leurs nouvelles positions du monte Cucco et du monte Vodice.

Au nord de l'Aisne. — Élargissement de nos positions sur les pentes nord des plateaux de Vauclerc et de Californie; conquête des derniers observatoires qui dominent la vallée de l'Ailette. Dans la région à l'est de Chevreux, enlèvement de plusieurs lignes de tranchées allemandes.

Sur mer. — Le paquebot Sontay, des Messageries Maritimes, courrier de l'Indo-Chine, a été torpillé et coulé le 14 avril. Les officiers et l'équipage du navire sont cités à l'ordre de l'Armée navale pour leur belle attitude et leur discipline au moment du sinistre.

Paris. — Séance de rentrée de la Chambre des députés. M. Ribot, président du Conseil, répond aux interpellations sur l'offensive du 16 mai, sur la guerre sous-marine, et sur le ravitaillement. Il définit la seule paix possible : « sans annexions, mais avec des restitutions, sans indemnités, mais avec des réparations ».

ment préventif allant crescendo jusqu'au dénouement, déchaînement de la grosse artillerie, emploi d'obus asphyxiants et concentration de masses épaisses, rien n'y manquait. On voulait, dans le camp allemand, rétablir sur ses bases la muraille un peu endommagée de Siegfried. On n'a, en fait, rien rétabli du tout.

D'une façon générale, les colonnes d'assaut, rompues dans leurs places d'armes elles-mêmes, n'ont pu sortir de celles-ci. Quelques bataillons tout au plus, qui avaient moins souffert, sont arrivés, un peu éparpillés, jusqu'à nos fantassins, qui les ont reçus de la belle manière et complètement refoulés après des corps à corps très vifs. Et notre ligne est restée intacte, à part 200 mètres de tranchées avancées, que l'ennemi a occupées au nord-est de Cerny.

Cette aventure, succédant à plusieurs autres du même genre, et qui s'est compliquée d'une légère avance effectuée par nous du côté de Chevreux, a dû passablement refroidir les soldats du kronprinz, ou du moins ce qu'il en restait. Toujours est-il qu'elle n'a eu aucune répétition sérieuse, bien que la lutte d'artillerie se soit continuée pendant tout le cours de la nuit.

A peine le combat cessait-il sur le Chemin des Dames qu'un autre éclatait plus à droite, allumé par nous, celui-là. Nos troupes, avec leur entrain ordinaire, avaient dévalé les pentes nord du mont Cornillet, du Casque et du Téton, dans le massif de de Moronvilliers, et enlevé là toute une série de tranchées ou d'observatoires ennemis, avec 800 prisonniers. Naturellement, des contre-attaques sont venues. Elles constituent maintenant le seul recours qui reste aux Allemands constamment entamés. Aucune n'a réussi à nous faire reculer d'un pouce, et le kronprinz, partout battu, a pu marquer cette journée d'un caillou noir.

Tout aussi éprouvé que lui, son confrère Ruprecht s'est fait enlever un tronçon complet de la ligne Hindenburg, d'Arras à l'est de Bullecourt. Il a également contre-attaqué, sans plus de succès. Et tout cela allonge la liste des pertes, dans des proportions qui finiront peut-être un jour par dépasser les ressources complémentaires que peut encore fournir le front oriental. Trop dégarnir celui-ci n'est pas une opération très prudente, et il se pourrait fort bien qu'on s'en aperçût quelque jour. Mais alors, il sera trop tard.

J'ai dit déjà que nous assistions en ce moment à une réédition des brutales actions de Verdun. Ce n'est point qu'il faille le regretter ou s'en plaindre. On sait par quel lamentable échec l'ennemi les a soldées finalement.

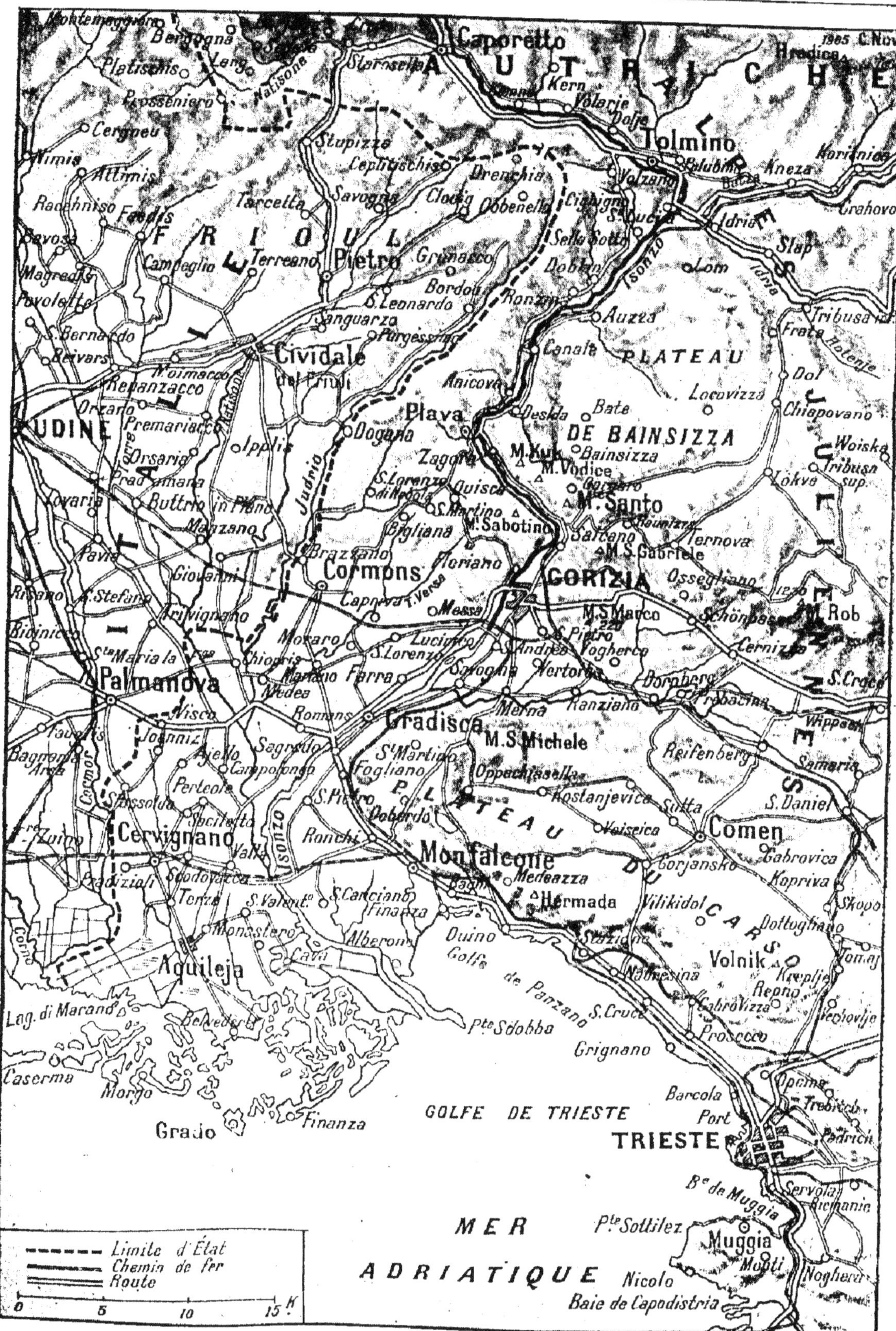

Région austro-italienne de Caporetto à la mer, et d'Udine au plateau de Bainsizza.

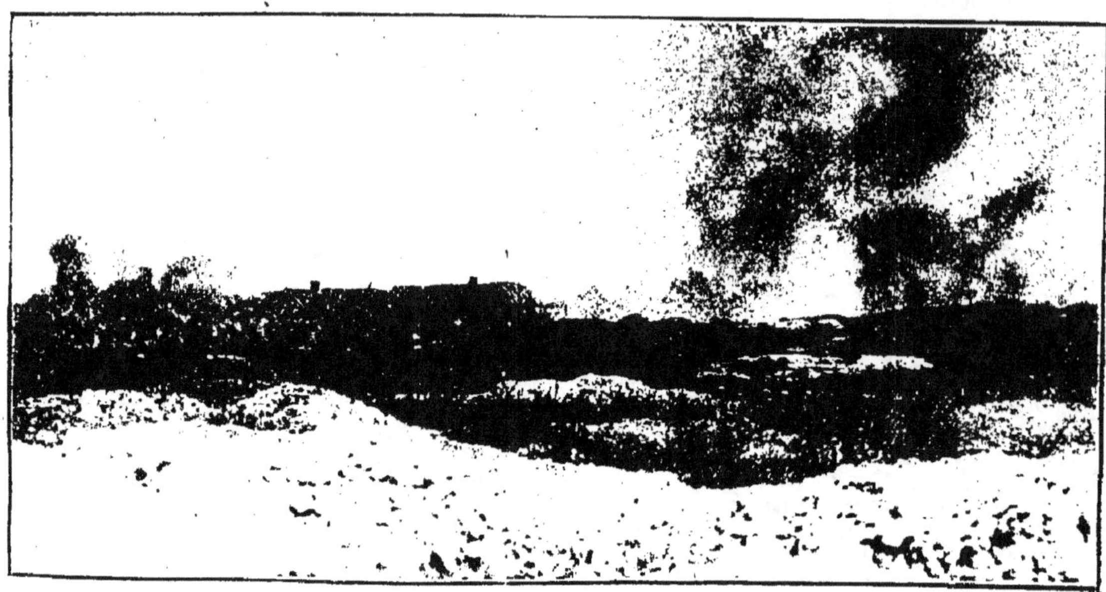

Sur le front britannique, un village affreusement bombardé.   (Cl. Rol.)

VAINES RÉACTIONS
(23 Mai.)

La lutte engagée sur le front français rappelle, par ses péripéties, les mouvements de la mer au moment du jusant. Le flot recule lentement, et ses vagues successives, retenues par une force contraire, ne se poussent vers le rivage que pour laisser de celui-ci, chaque fois, une bande un peu plus large à découvert. Ainsi les contre-attaques allemandes n'arrivent jamais, quelle que soit leur violence, à atteindre les limites primitives qui ont été perdues une fois. Lundi, après notre avance sur les pentes du mont Cornillet et du Casque, elles se sont déchaînées avec une incontestable vigueur. Efforts inutiles, mais pénibles et sanglants, qu'il a fallu interrompre bientôt, en laissant la parole à la seule artillerie de bombardement. Qu'ils se renouvellent, et même qu'ils redoublent, c'est à quoi il faut toujours s'attendre, comme on l'a vu d'ailleurs dès hier. Mais notre sérénité ne doit pas en être affectée, car ils finiront par devenir tôt ou tard, pour l'ennemi, une source d'épuisement.

Ils n'ont pas été plus heureux sur le front birtannique, où nos alliés mordent profondément dans la ligne Hindenburg. Entre Rœux et l'est de Croisilles, les troupes de sir Douglas Haig se sont emparées de tout le morceau, y compris les tranchées de soutien ; et il ne reste aux Allemands qu'un saillant large environ de 2 kilomètres, qui pointe exactement à l'ouest du Bullecourt. En jetant les yeux sur une carte, on voit qu'il n'est plus tenable, car il se trouve presque complètement débordé par le nord. La moindre poussée doit le renverser, inévitablement, et, sans doute, elle ne tardera pas.

Or l'ennemi, malgré son assurance et sa présomption, est obligé de compter avec les rétrogradations qui lui sont imposées, et dont chacune se traduit par des pertes fort sensibles. La regrettable paralysie du front russe permet évidemment à Hindenburg de réparer en partie celles-ci. Mais c'est là une ressource temporaire et dont le souci de l'avenir commande de ne point abuser. Or, sur le front franco-anglais, les soldats qui contre-attaquent tombent tous les jours par milliers, puisque tous les jours recommencent les mêmes tentatives inutiles et les mêmes impuissants assauts.

Il en va à peu près de même, sur le front italien, pour le « brillant second » qu'il a bien fallu abandonner à lui-même, et qui n'a certainement pas à s'en féliciter.

Ainsi, partout, nos ennemis sont réduits à la défensive, tandis qu'ils avaient espéré pouvoir, partout aussi, prendre l'initiative des opérations. Et, dans cette attitude subordonnée, ils subissent une usure qui pourra devenir irréparable, si nous gardons intactes notre constance et notre ténacité.

23 MAI	LES FAITS	24 MAI

Au nord de l'Aisne. — Échec d'une attaque allemande lancée dans la soirée sur le plateau de Vauclerc; l'ennemi a opéré de ce côté une importante concentration de forces.

En Champagne. — Vif combat dans le massif de Moronvilliers, sur le mont Haut, dont les Allemands nous disputent les pentes nord.

Sur l'Isonzo. — L'offensive italienne, qui s'était limitée à la zone comprise entre Tolmino et Gorizia, se développe aujourd'hui brusquement sur le Carso, entre Castagnevizza et la mer. L'armée du duc d'Aoste enfonce les lignes autrichiennes au sud de la route d'Oppochiasella à Castagnevizza, jusqu'aux abords de Monfalcone. Dix batteries anglaises ont contribué à la puissante préparation d'artillerie, et, pendant la bataille de fortes escadrilles d'avions, lancent sur les lignes autrichiennes des milliers de kilogrammes d'explosifs, en mitraillant les réserves.

Au nord de l'Aisne. — Nos troupes attaquent, dans la soirée, les dernières tranchées conservées par les Allemands dans le bois de Chevreuse, au sud-est du village: l'opération réussit complètement et nous trouvons un grand nombre de cadavres dans les abris détruits par notre artillerie lourde: 2 bataillons ont été presque anéantis.

Sur l'Isonzo. — Développement de l'offensive italienne entre Plava et la mer. La bataille continue avec acharnement, caractérisée: au nord, par l'échec des contre-attaques autrichiennes dans la zone du monte Cucco au monte Vodice; au sud, par les progrès de l'armée du duc d'Aoste dans la partie méridionale du Carso. Le long du littoral, sur la route de Monfalcone à Trieste, les Italiens arrivent à l'embouchure du Timavo. Dans le golfe de Trieste, des monitors anglais, coopérant avec des forces navales et des avions italiens, bombardent l'arrière des lignes ennemies.

NOUVEAUX GAINS DANS LA VALLÉE DE L'AILETTE
(24 Mai.)

Je ne peux guère que répéter aujourd'hui, avec quelques variantes de lieux, ce que j'ai écrit ces jours-ci, à savoir que nous procédons sans nous lasser à des attaques presque continues, dont l'ennemi essaye vainement, par des ripostes toujours coûteuses, de nous ravir les profits. C'est ainsi que, mardi, nous avons pas mal élargi nos positions, d'une part sur le Chemin des Dames, de l'autre sur les pentes de Chevreux, et infligé une assez rude leçon aux troupes allemandes, dont les tentatives de réaction se sont traduites par des pertes fort sensibles avec l'abandon de 350 prisonniers. C'est devenu la formule ordinaire des communiqués journaliers. Elle indique que la bataille a pris une nouvelle tournure, un peu lente, j'en conviens, mais qui ne nous est en aucune façon défavorable, et dont il importe, je crois, de suivre patiemment le développement devenu en quelque sorte régulier.

Après l'offensive du 16 avril dernier, dont M. le président du Conseil a très exactement défini, mardi, la portée et les résultats, qui ne sont assurément pas négligeables, il est devenu indispensable de procéder, avec circonspection contre un ennemi qui, malheureusement, peut en ce moment ajouter à la force statique de ses défenses le renfort d'une vingtaine de divisions empruntées au front oriental.

M. Ribot a très noblement adjuré l'armée russe de comprendre son devoir, et de passer le plus tôt possible à une offensive qui interrompe ces prélèvements et même peut-être en provoque d'autres de notre côté. Il sera entendu, j'espère. Mais jusquelà, il ne nous est pas possible de courir les risques d'une aventure susceptible, en cas d'échec, de nous paralyser pour longtemps. Contentons-nous donc des succès partiels que nous procure la valeur inlassable de nos troupes. Ils creusent dans les rangs allemands, déprimés par le sentiment de leur impuissance, des vides qu'il devient malaisé de combler entièrement.

Dans le même discours de mardi, M. le président du Conseil a parlé de modifications qui vont être apportées à l'organisation et au fonctionnement du grand quartier général, «lequel doit être complètement débarrassé de tout ce qui ne concerne pas la préparation et la direction des opérations militaires». Voilà une formule irréprochable et l'annonce d'une réforme que nous souhaitions depuis bien longtemps.

Il n'est que trop certain que, par suite d'infiltrations successives contre quoi aurait dû le protéger la teneur même de règlements qui sont toujours en vigueur, le G. Q. G. était devenu pléthorique. Les services y avaient pris un développement

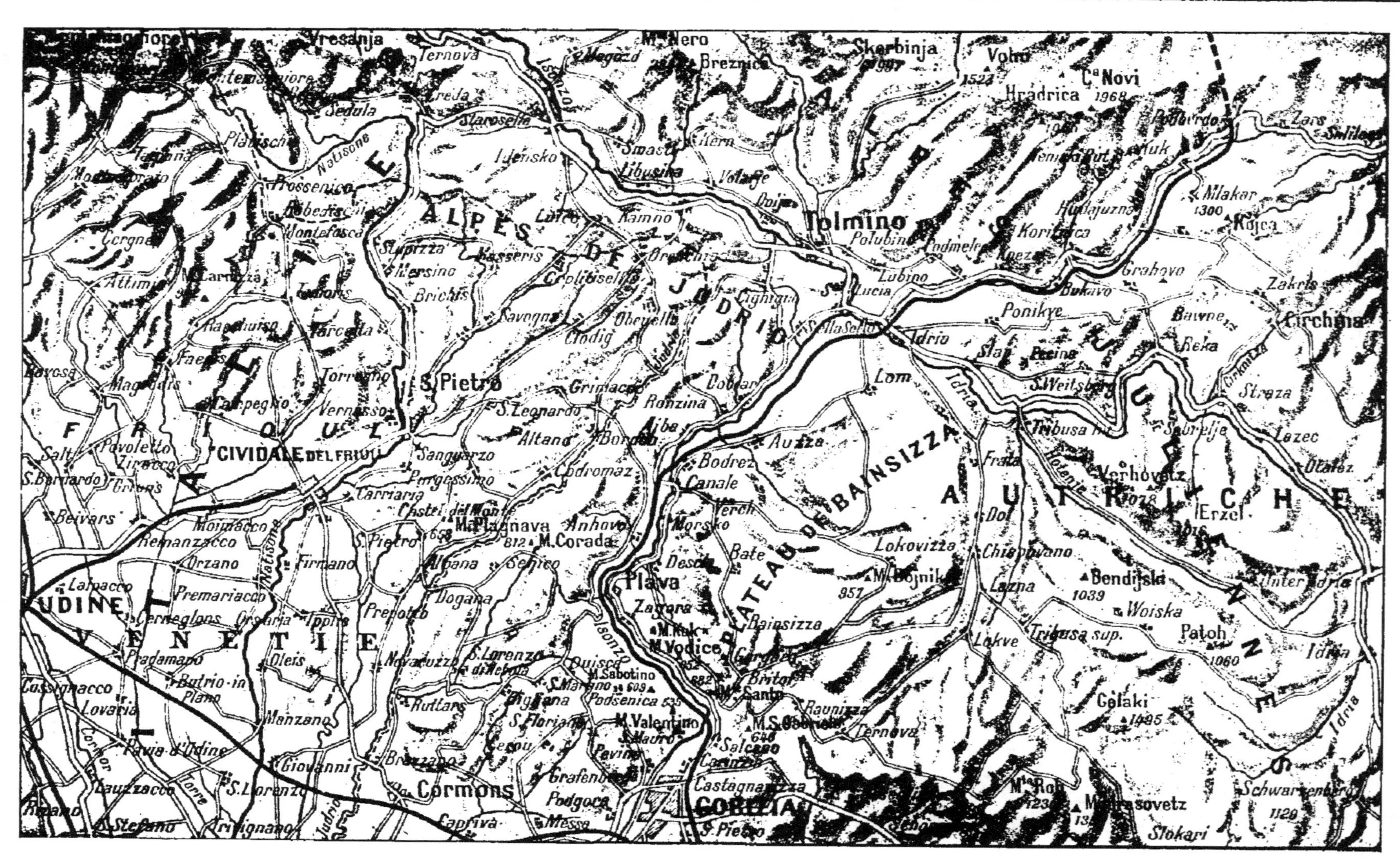

Carte du théâtre de la première offensive italienne, commencée le 14 avril, de Tolmino à Gorizia.

25 MAI	LES FAITS	26 MAI

Au nord de l'Aisne. — *Bombardement et attaque de nos tranchées au nord-ouest de Braye-en-Laonnois : l'effort ennemi se porte sur un saillant de notre ligne que nous sommes obligés d'abandonner pendant quelques heures, mais où une contre-attaque énergique nous ramènera bientôt.*

En Champagne. — *Élargissement de nos positions à l'est et à l'ouest du mont Cornillet.*

Sur l'Isonzo. — *Nouvelle avance des Italiens entre Jamiano et l'embouchure du Timavo. Depuis le 14 mai, nos alliés ont fait plus de 22 000 prisonniers dont près de 500 officiers. En arrière des lignes autrichiennes, l'armée navale et les avions des alliés continuent leur œuvre de bombardements et de destructions.*

Côtes anglaises. — *Raid d'avions allemands sur Douvres et Folkestone. On enregistre malheureusement de nombreuses victimes et d'importants dégâts dans cette dernière ville.*

En Belgique. — *Échec d'une attaque allemande tentée contre la Maison du Passeur. La garnison de l'ouvrage repousse l'ennemi en lui infligeant des pertes.*

Au nord de l'Aisne. — *Les communiqués ne signalent que des actions de détail et la répétition des efforts de l'ennemi dans la région du moulin de Laffaux et sur le Chemin des Dames.*

Front d'Italie. — *Quatrième journée de la bataille du Carso : les troupes du duc d'Aoste, par de nouvelles actions, accentuent leur avance à l'extrémité sud du plateau : la voie ferrée de Monfalcone à Duino est dépassée au nord de San-Giovanni. Nos alliés arrivent en face des positions de l'Hermada qui barrent la route de Trieste.*

Sur mer. — *Le sous-marin français Circé torpille et coule devant Cattaro un grand sous-marin ennemi qui sort du port, escorté par un torpilleur. Le Circé est cité à l'ordre du jour de l'Armée navale.*

anormal, plutôt contraire à la solution rapide et ordonnée des affaires. A chacun son rôle. Celui du grand État-major est assez vaste et assez important pour ne point se compliquer de contingences étrangères à son essence propre. Et le commandement des armées, si lourd par lui-même, doit être débarrassé, une fois pour toutes des végétations parasitaires qui, à la faveur des longues périodes de stagnation qu'entraîne la guerre actuelle, viennent peu à peu l'encombrer.

LE BANDITISME MARITIME NE LES SAUVERA PAS
(25 Mai.)

Le *Berliner Tageblatt* fait ressortir la contradiction qui existe entre les dernières déclarations du chancelier allemand et ses fanfaronnades antérieures. Après avoir affirmé à plusieurs reprises que les dommages causés par la piraterie sous-marine ne tarderaient pas à paralyser définitivement les puissances de l'Entente, M. de Bethmann-Hollweg reconnaît maintenant qu'il ne perçoit, chez elles, « aucune velléité de paix ». Et cette affirmation est rigoureusement exacte, ajoute le *Berliner Tageblatt*. Elle l'est, en effet, parce que la guerre des sous-marins, « espoir suprême et suprême pensée », traverse, pour des raisons diverses, une période marquée de décroissance, et qu'en présence des moyens adoptés pour la combattre, il n'y a guère à compter qu'elle retrouve sa première nocivité.

Une dépêche officielle anglaise accuse un déchet particulièrement accentué dans les résultats de la malfaisance tudesque. Vingt-huit navires coulés dans la dernière semaine, contre quarante-six qui l'avaient été dans le même laps de temps un mois avant, cela fait tout de même une différence. On s'aperçoit fort bien que le métier d'écumeur de mer n'est plus aussi sûr, ni aussi productif.

Or, c'est sur ses bénéfices qu'on avait surtout compté pour nous amener à plier le genou. Le prétendu génie d'Hindenburg n'a pu avancer d'une ligne les solutions militaires, dont l'échéance disparaît de plus en plus dans un redoutable lointain. En ce printemps de 1917, qui avait été assigné comme terme aux opérations décisives, non seulement il a fallu renoncer à ces offensives foudroyantes dont l'annonce avait rallumé tant de convoitises allemandes, mais on n'a pas pu empêcher la coalition germanique d'être mise partout en échec. Ses armées sont condamnées, en France et en Italie, à disputer à grands frais des positions graduellement échancrées malgré tous leurs efforts. En Russie et en Macédoine, elles n'osent s'aventurer, par crainte du lendemain. En Turquie, leur débâcle a commencé, et l'empire ottoman, presque

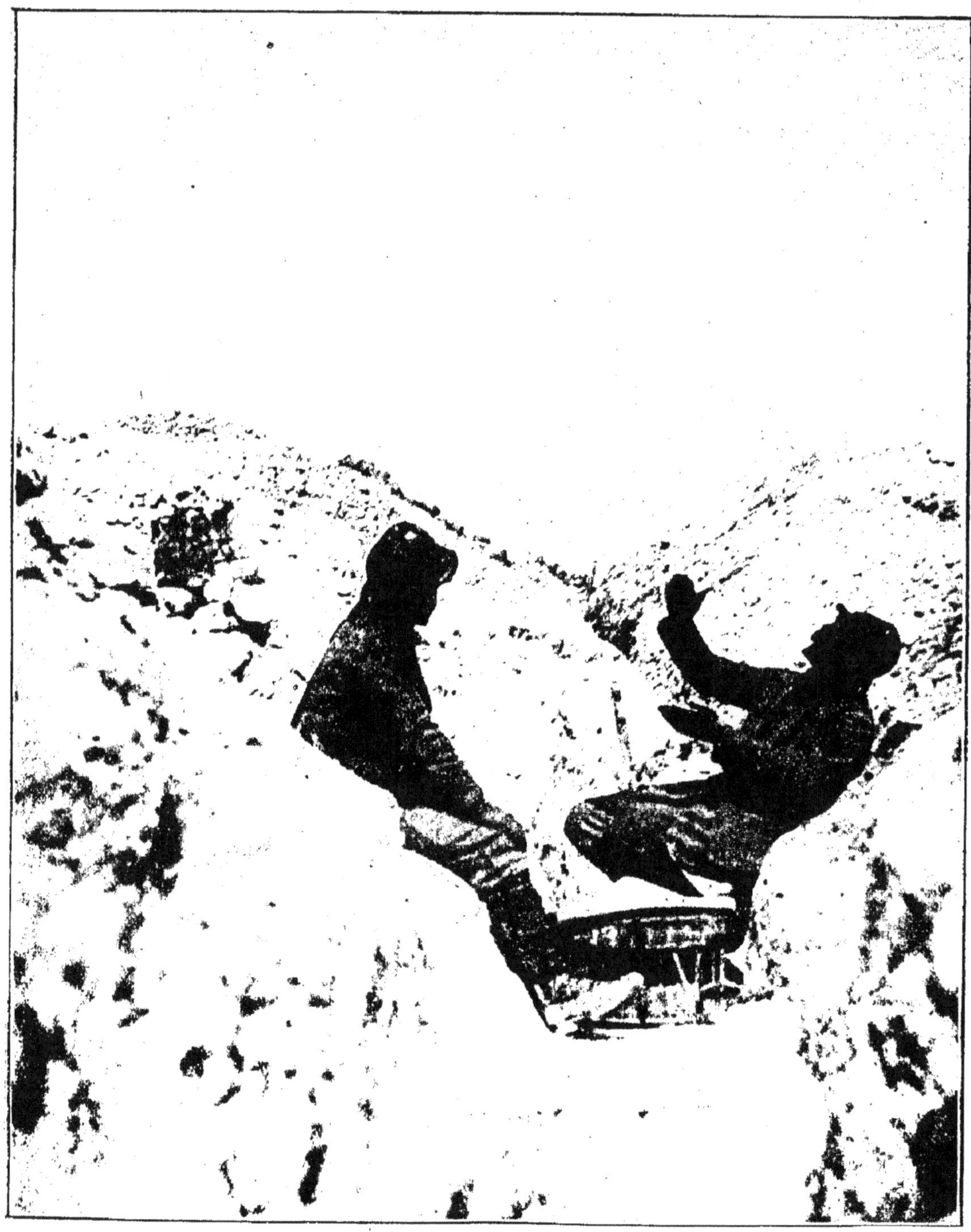

(Cl. Branger.)

Dans une tranchée avancée, la liaison est faite par pigeons voyageurs.

complètement encerclé, est entamé profondément, de trois côtés à la fois.

Devant cette sorte de faillite stratégique, on a employé, comme suprême ressource, le banditisme maritime, exploité sans ménagements ni pudeur. Mais alors, l'Amérique s'est dressée, en vengeresse du droit et de l'honneur outragés. Sa main puissante s'abat déjà sur les épaules du colosse qui chancelle, et sa force latente, développée avec rapidité, intervient dans le conflit comme un facteur dont il est impossible encore de calculer la valeur. « Cette intervention nous oblige à tendre encore de toutes nos forces notre résolution combative », écrit un journal hongrois.

C'est entendu. Mais nous tendrons la nôtre avec une ardeur égale jusqu'à ce que, convaincus qu'ils ne peuvent nous abattre, ni par les armes ni par le crime, les empires du Centre soient obligés de céder à la loi du plus fort.

LES ITALIENS ÉLARGISSENT LEUR SUCCÈS DU CARSO

(26 Mai.)

Le succès que nos amis italiens viennent de remporter pour le deuxième anniversaire de leur entrée en campagne se recommande à l'attention plus encore par ses causes que par ses effets. Je mets hors de question la bravoure et l'entrain des troupes, qui, bravant les aspérités d'un terrain rocailleux dont presque chaque parcelle recélait un engin de meurtre, ont débusqué l'ennemi de ses repaires dangereux. Mais je ne peux m'empêcher d'admirer la façon particulièrement adroite et subtile dont le commandement supérieur a endormi la vigilance des Autrichiens, et porté le coup le plus redoutable sur le point où ceux-ci l'attendaient le moins.

Une première fois déjà, en août dernier, le général Cadorna nous avait donné un spécimen de sa manière en enlevant Gorizia à peu près par surprise, tandis qu'on l'attendait ailleurs. Nous avons aujourd'hui une deuxième édition de cette manœuvre, mais élargie, et portant sur de plus vastes objectifs.

Les démonstrations faites récemment sur les Alpes juliennes pouvaient faire croire au général Boroevic que par là viendrait l'attaque qu'il devinait menaçante. Depuis une quinzaine de jours, il était harcelé, entre l'est de Gorizia et les abords de Tolmino, avec une insistance qui l'obligeait à concentrer toute son attention de ce côté. Pour le dégager, Hœtzendorff dessina alors dans le Trentin des diversions un peu éparses auxquelles, avec une présomption vraiment trop hâtive, ses bulletins attribuèrent tout de suite un pouvoir dirimant, tandis que Cadorna n'y voyait avec raison qu'un simple épouvantail. Entre temps, sans que les Autrichiens s'en doutassent, toute la 3e armée italienne, aux ordres du duc d'Aoste, était amenée dans la partie basse du Carso, avec une artillerie puissante, à laquelle étaient venues s'adjoindre un certain nombre de grosses pièces données par les Anglais. Et cette concentration s'était faite dans un mystère que certainement l'ennemi n'a pas pu percer.

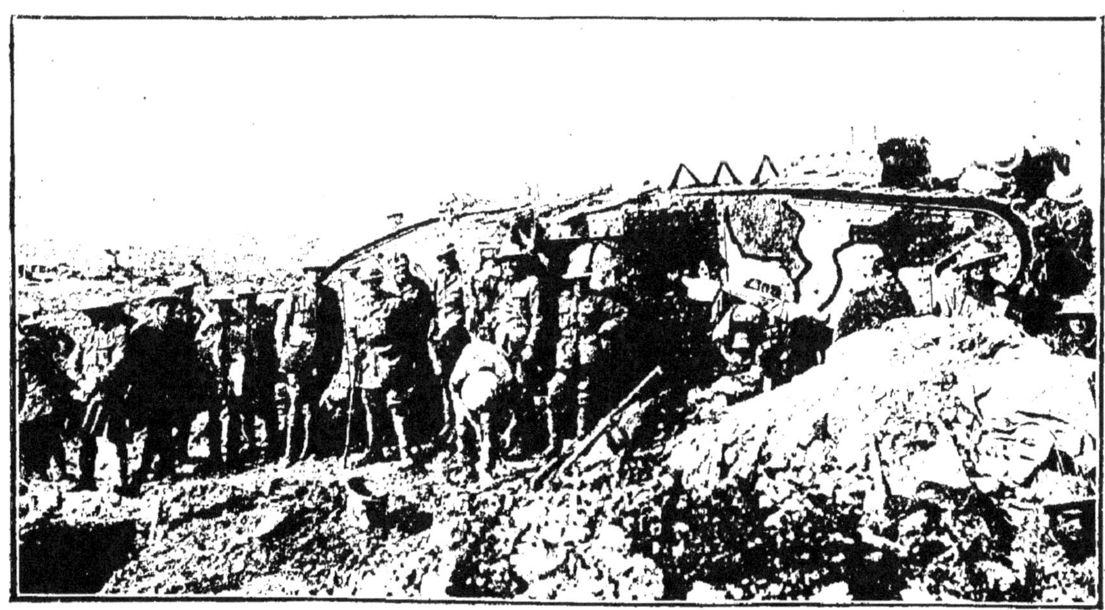

(Cl. Beaufrère.)

Quelques heures de repos après les durs combats de Rœux

Puis, mercredi matin, l'attaque commença, énergique et quasi foudroyante, après une préparation d'artillerie qui n'avait pas duré plus de dix heures. Ce laps de temps était en effet suffisant pour que la défense fût ébranlée, mais trop court pour que les préparatifs de la contre-partie pussent être effectués. Aussi les premiers assauts réussirent-ils pleinement, et quand l'ennemi en vint aux tirs de barrage et à la contre-attaque, il était trop tard. Par la soudaineté autant que par l'impétuosité de leur offensive, qu'appuyaient 130 avions de bombardement survolant audacieusement l'ennemi et le mitraillant de haut, les Italiens avaient déconcerté leur adversaire, et celui-ci ne put jamais se ressaisir. Il venait d'abandonner des positions formidables hérissées de défenses, et longuement disputées naguère. Une fois de plus, la surprise avait fait son office. Mais la surprise ne va jamais sans combinaisons adroites et souvent patientes, ni surtout sans de minutieuses préparations. C'est en aménageant au préalable son champ de bataille tout entier qu'on peut produire, en un de ses points, l'effet de stupeur qui paralyse les facultés de l'ennemi, et met à néant tout ou partie de ses moyens matériels.

FRONT ITALIEN ET FRONT FRANÇAIS
(27 Mai.)

Les communiqués très circonstanciés du général Cadorna donnent une idée très nette de l'âpreté avec laquelle se poursuit la bataille sur le front italien. Les Autrichiens, se rendant compte du danger que leur fait courir l'emprise de nos alliés sur la partie méridionale du Carso, entre la mer et la route de Jamiano à Brestoviza, mettent tout en œuvre pour enrayer ou contrarier celle-ci. Ils ont pour eux le terrain, qui est très fortement organisé et parsemé de crevasses traîtresses. Ils ont appelé à eux deux divisions qui formaient la garde immédiate de Trieste. Ils multiplient les contre-attaques et les diversions sur tout le front, jusqu'à hauteur de Plava.

Rien de tout cela n'a pu arrêter nos alliés, dont la fougue est vraiment admirable, et qui, en refoulant peu à peu l'ennemi vers l'est, lui infligent des pertes extrêmement sensibles. Ils ont, hier, réalisé encore des progrès très intéressants, notamment en matériel, et fait 3 500 nouveaux prisonniers, ce qui porte à 22 410 le chiffre des Autrichiens capturés depuis le 14 mai. Sans pouvoir encore préjuger de ce qu'il adviendra par la suite, on

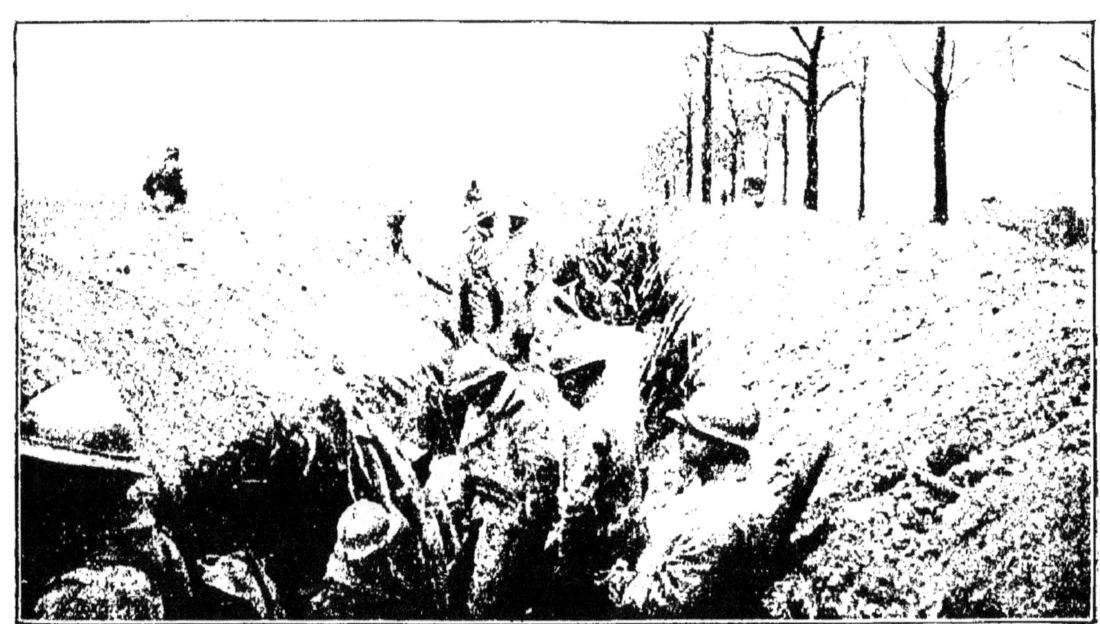

(Cl. Branger.)

Dans un boyau de Champagne, des réserves attendent le signal.

Des héros modernes sous l'armure antique

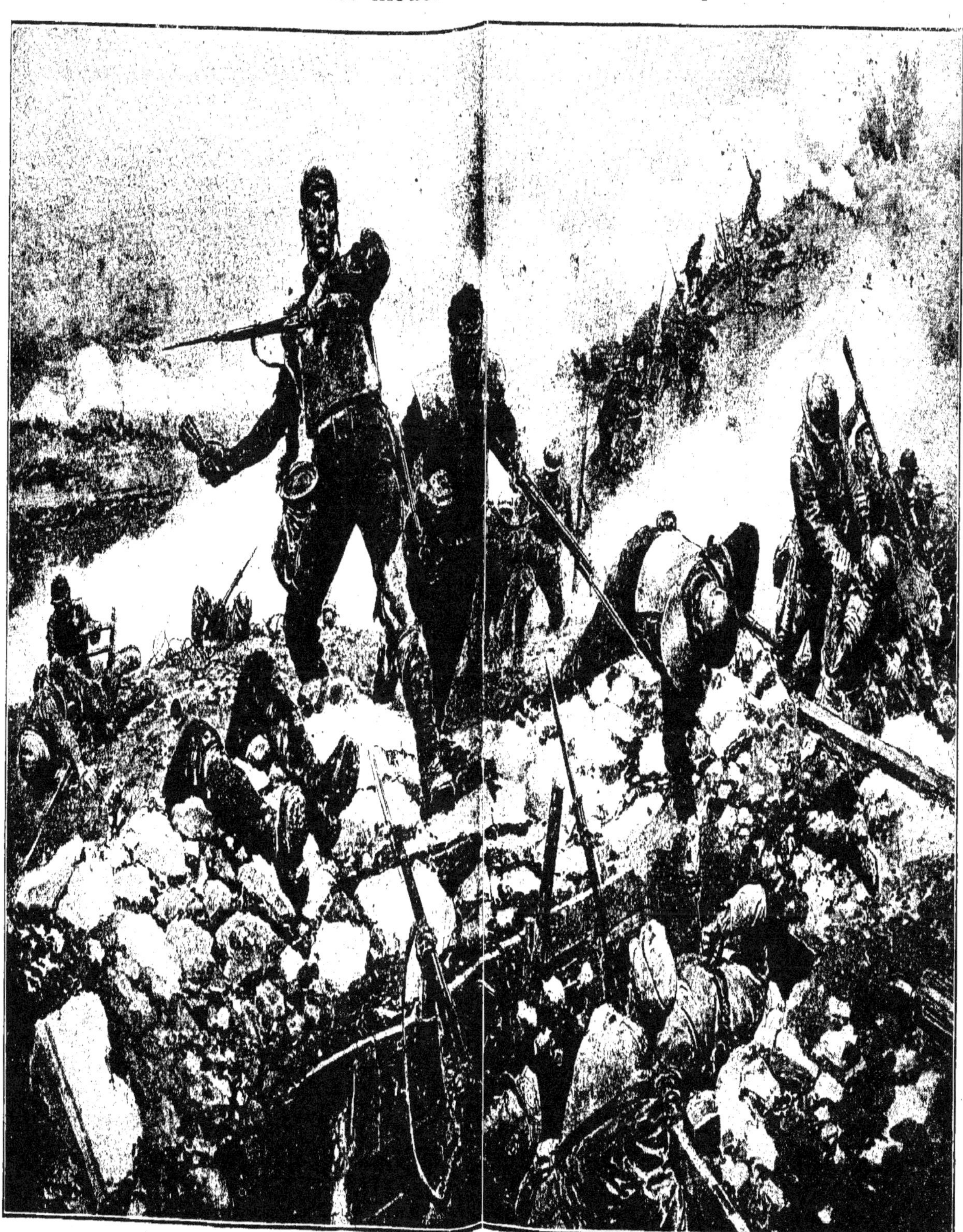

Revêtus du casque, des épaulières et de la cuirasse rappelant l'armure de leurs an-cêtres, les Italiens s'élancent à l'assaut. Ils n'ont pas seulement endossé la parure guerrière des soldats antiques, une même vaillance audacieuse les anime. Ils foncent sur l'Autrichien qui croit voir surgir devant lui des légionnaires de l'ancienne Rome.

conviendra que ce sont là des débuts prometteurs.

Sur notre front, l'ennemi, qui ne s'est pas encore consolé de la perte du Chemin des Dames, continue sans relâche ses essais malheureux de récupération. Au cours de la journée de vendredi, il a encore essayé de nous enlever les abords septentrionaux de Braye-en-Laonnois. Quelques bouts de tranchées en pointe, dont la plus grande partie a été presque aussitôt reprise, constituent son seul gain, payé de fort lourds sacrifices.

Il n'a pas été plus heureux, ni plus économe, du côté de Cerny, où il a voulu ensuite nous tâter. Là aussi, nous l'avons repoussé de très rude façon.

Mais, pendant ce temps, nous faisions nous-mêmes des progrès assez sensibles dans la partie du bois de Chevreux qui est située au sud-est du village, puis, un peu plus tard, de chaque côté du mont Cornillet, en Champagne. Et ces divers événements, bien que d'ordre secondaire, montrent que les Allemands ne peuvent ni s'opposer à nos morsures, ni nous faire reculer d'un pas.

Ils mettent toujours, cela va sans dire, leurs derniers espoirs dans la piraterie sous-marine, mais ceux-ci, comme je l'écrivais ces jours-ci, paraissent de plus en plus mal placés.

LES ITALIENS, PROGRESSANT TOUJOURS, ONT FAIT 1 250 PRISONNIERS
(28 Mai.)

Bien que l'effort principal de nos alliés italiens semble se concentrer sur le Carso méridional, entre Castagnevizza et la mer, le champ de bataille n'en comporte pas moins, dans son ensemble, une étendue de plus de 30 kilomètres, depuis les abords orientaux de Plava, au nord, jusqu'au massif de l'Hermada, qui sépare Monfalcone de Duino.

Vigoureusement attaqués sur tout ce front, très sérieusement menacés à leur aile gauche, où les vaillantes troupes du duc d'Aoste ont déjà enlevé deux lignes de tranchées, les Autrichiens ont dû faire venir de Russie des renforts, et surtout de l'artillerie. Violant même une consigne dont l'impérieuse raison se comprend de reste, ils ont jeté dans la mêlée des soldats originaires des pays sur lesquels et pour lesquels on se bat. Il paraît que sur les 22 419 prisonniers faits depuis le 14 mai, jour où commencèrent les démonstrations sur les Alpes juliennes, beaucoup appartiennent à cette catégorie. C'est fort possible et même probable. Mais cela prouve aussi qu'on éprouve des difficultés croissantes dans la distribution des troupes de remplacement.

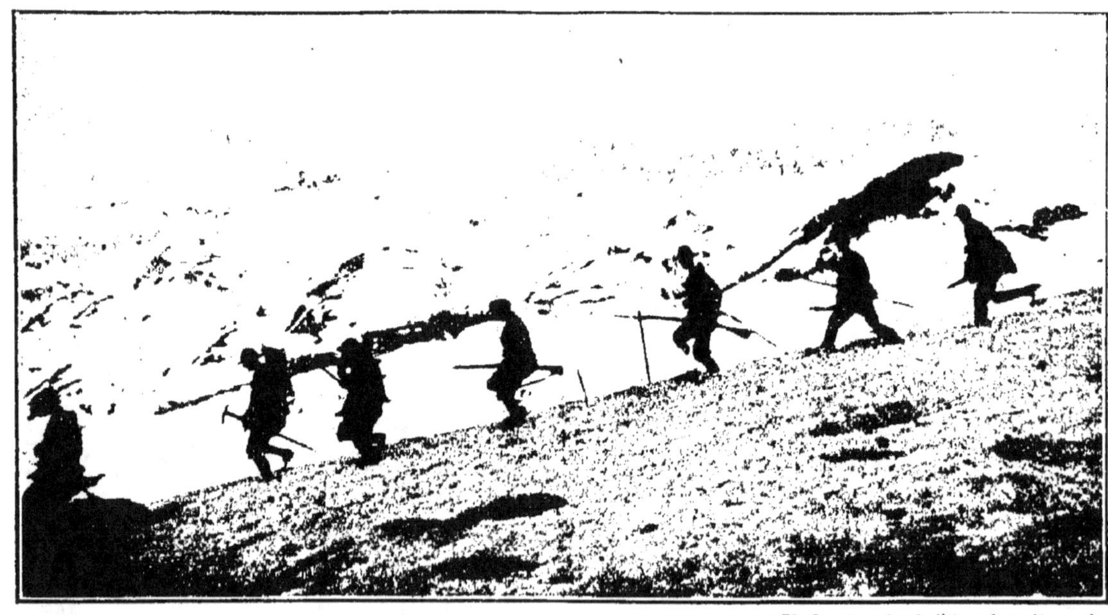

(Cl. Section ph. de l'Armée italienne.)
Patrouille italienne dans la clarté lunaire.

Les craintes inspirées par le réveil attendu de l'armée russe n'ont point disparu, et il faut bien garder un œil ouvert sur une frontière déjà entamée, devant laquelle montent la garde des millions d'hommes aujourd'hui occupés sans doute à des besognes plus politiques que militaires, mais qui peuvent, si on les y aide, rentrer dans la voie du devoir. En sorte que tout en rendant la tâche des Italiens plus ardue, la révolution russe n'a point libéré complètement leur adversaire des préoccupations que lui inspire la situation de ses provinces polonaises. C'est dire l'embarras dans lequel il se trouverait si celle-ci venait tout à coup à se compliquer.

Pour le moment, il prend là-bas ce qu'il peut, et c'est déjà trop. Cependant, il recule aussi bien dans les Alpes juliennes que sur le Carso.

Ici, le massif de l'Hermada, qui forme pour ainsi dire le réduit de ses défenses, est déjà découvert et violemment bombardé. Peut-être n'arrivera-t-on pas à démolir ses cavernes remplies de mitrailleuses ; mais peut-être aussi la puissance incoercible d'une manœuvre qui s'annonce comme heureusement amorcée, corrigera-t-elle ce que les attaques directes et les coups droits ont souvent d'inopérant.

Plus haut, les Italiens ont refoulé l'ennemi devant eux à l'est de Plava, sur les hauteurs de Tivoli et de San Pietro, à Vodice, enfin à droite et à gauche de Castagnevizza. Ils entament peu à peu ces plateaux abrupts et sauvages où la lutte est si pénible et la progression forcément si lente.

S'ils le font, c'est parce que, suivant une règle impérieuse à la guerre, ils entendent prendre leur ennemi à la gorge partout en même temps.

Mais ce n'est pas de ce côté que, selon toute apparence, ils cherchent à s'ouvrir un chemin.

LA MENACE ITALIENNE SUR TRIESTE
(29 Mai.)

Un résultat, dont l'importance n'échappera à personne, a été obtenu par nos amis italiens dans la journée du 26 mai. Ils ont dépassé, entre Monfalcone et San Giovanni, la route et le chemin de fer de Trieste, enlevé les hauteurs de Medeazza, et activé si énergiquement le bombardement de l'Hermada, rempart de Trieste, que les Autrichiens, assure-t-on, ont commencé à en retirer leur grosse artillerie. Je compte à peine, en cette affaire, la capture de plus de 800 prisonniers et d'une batterie .

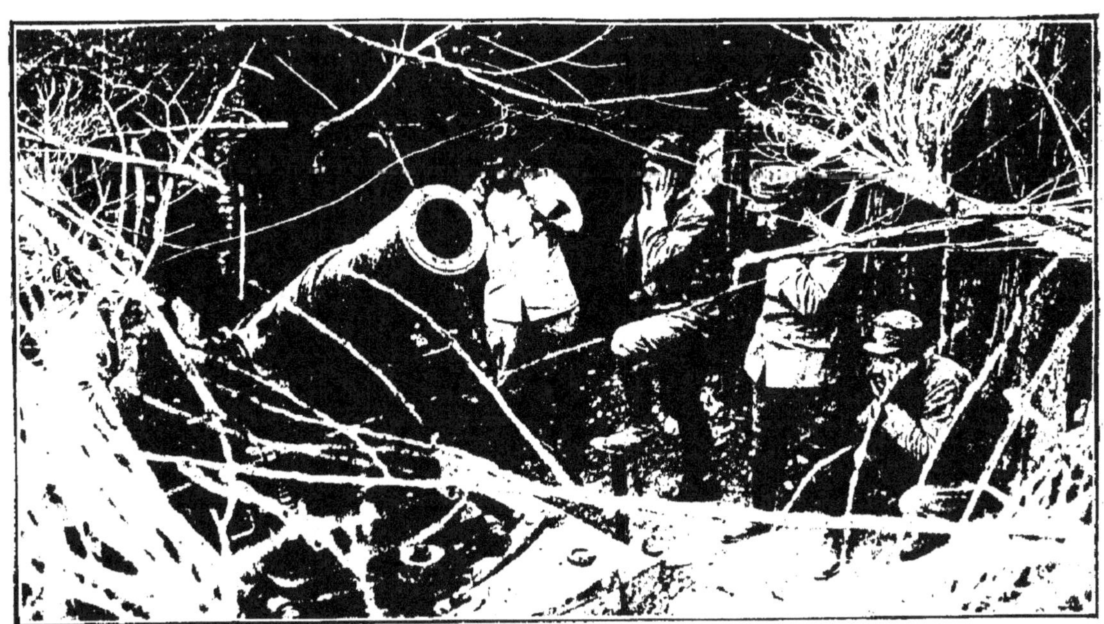

(Cl. Rosenstein.)

Le départ d'un gros obusier italien.

27 MAI	LES FAITS	28 MAI

En Champagne. — *Les Allemands, au cours de la journée, ne lancent pas moins de 5 attaques sur nos positions du massif de Moronvilliers, prenant pour objectifs successifs le Casque, le Téton et le mont Blond ; aucune de ces actions n'aboutit à un résultat appréciable.*

Front d'Italie. — *Les Autrichiens multiplient leurs contre-attaques dans la zone du Vodice et au sud de Grazigna, sans réussir à reprendre les positions perdues depuis le 14, mais leur acharnement dans la défense retarde les progrès des Italiens vers le monte Santo et le monte San-Gabriele. Au sud du Carso, l'armée du duc d'Aoste franchit le Timavo et occupe San Giovanni, qu'elle avait déjà débordé hier par le nord-ouest.*

Sur mer. — *L'Amirauté britannique annonce la perte du transport de troupes Transylvania, torpillé le 4 mai dans la Méditerranée.*

Au nord de l'Aisne. — *Bombardement violent de la région d'Heurtebise, suivi de deux attaques allemandes qui restent sans résultat.*

Les régions libérées. — *Une note officielle fait connaître que l'aspect des pays ravagés se modifie rapidement, par suite des travaux énergiquement poussés depuis deux mois, sous l'impulsion des autorités civiles et militaires. La vie agricole a repris avec l'arrivée de graines qui ont permis d'ensemencer une grande partie des terres ; l'armée a prêté des hommes, des chevaux, des harnachements ; des tracteurs mécaniques vont compléter le rendement déjà assuré.*

Tous les jardins du territoire, à quelques rares exceptions près, ont été bêchés et ensemencés. Les résultats obtenus permettront bientôt aux populations de substituer des légumes verts à une partie de l'alimentation actuelle. La récolte de 1918 sera préparée dans de bonnes conditions.

---

de six pièces, avec toutes ses munitions.

Des positions qu'ils occupent maintenant à une douzaine de kilomètres de Trieste, nos alliés ont pu ouvrir directement le feu sur le faubourg nord de la ville et les fortifications les plus rapprochées d'elle. Des hydravions venus de Grado, sur la côte opposée de l'Adriatique, ont prêté un concours très efficace à cette opération, qui n'a pas été sans causer dans le camp ennemi un émoi parfaitement justifié. On s'y était flatté que le grand port de guerre autrichien, dominateur orgueilleux de l'Adriatique, ne serait pas exposé de si tôt à des insultes pareilles, et que l'éventualité d'une attaque contre lui ne se présenterait pas avec cette redoutable imminence. De celle-ci, quoi qu'ils en disent, les Autrichiens paraissent quelque peu décontenancés.

D'autant plus que, d'après les dires de leurs prisonniers, ils ont cru devoir interrompre les prélèvements sur le front oriental.

J'ai indiqué hier les raisons de cette prudente abstention, que les vibrants appels de M. Kerensky ne sont pas faits pour faire cesser en ce moment. Cependant, le front de bataille ne se rétrécit pas, au contraire. Sur le Haut Carso, comme sur les Alpes juliennes, nos alliés continuent à mordre dans la position autrichienne. S'il leur a fallu abandonner, sous la violence du bombardement, Castagnevizza qu'ils avaient conquis, ils se sont consolidés à l'est de Gorizia et sensiblement élargis devant Plava, où leur ligne a été redressée et soudée sans solution de continuité, sur les hauteurs qui dominent la rive gauche de l'Isonzo. De ce côté, plus de 300 prisonniers sont tombés entre leurs mains, avec un matériel assez important. Ainsi, l'aile gauche et le centre font le jeu, si je peux dire, tandis que l'aile droite fonce avec vigueur sur l'Hermada. Et tout cela est d'une méthode irréprochable, qui nous donne les meilleures espérances pour le succès final.

Sur le front français, l'ennemi, rebuté dans tous ses efforts contre le Chemin des Dames, s'en prend maintenant à nos positions de Champagne, et multiplie les tentatives pour nous en débusquer. En vingt-quatre heures, il n'a pas lancé moins de six attaques, dûment préparées par l'artillerie, contre le Téton et le Casque, points d'appui que nous lui avons récemment enlevés. Le système est toujours le même. C'est celui des assauts partiels répétés à satiété, et il représente à peine la monnaie des grandes offensives auxquelles il a fallu renoncer. Je crois avoir déjà dit que nous n'avions pas à regretter de le voir se perpétuer aussi obstinément.

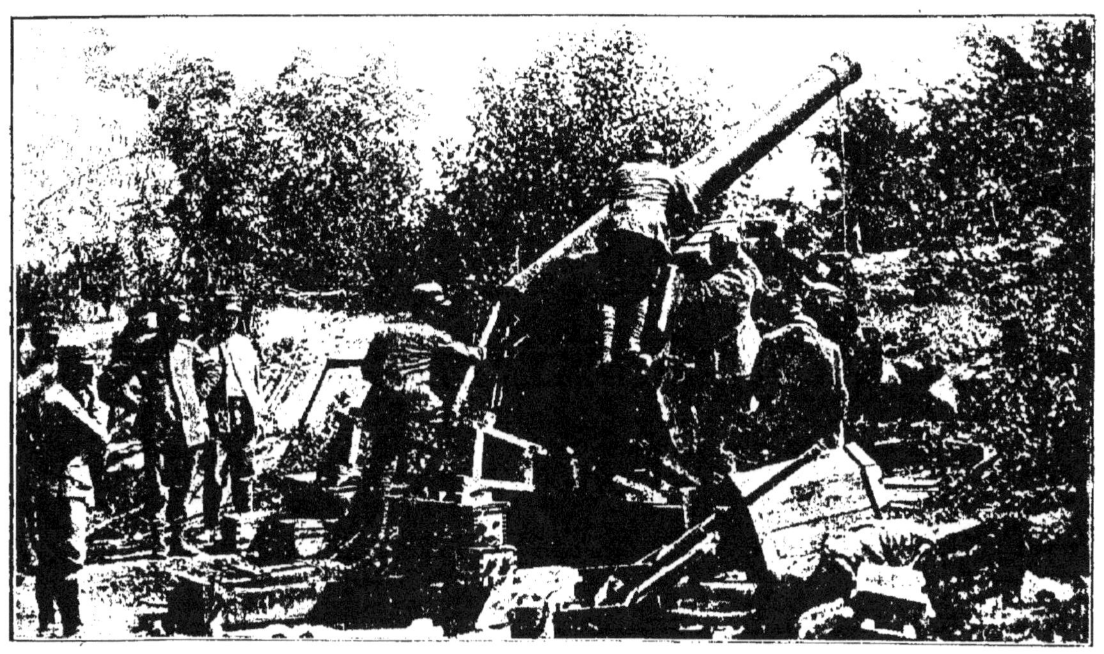

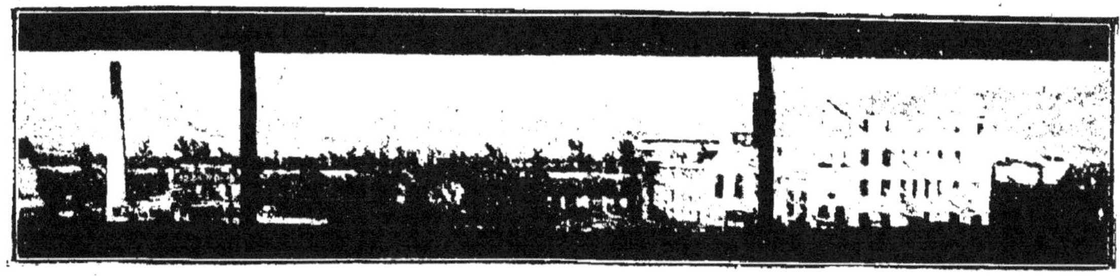

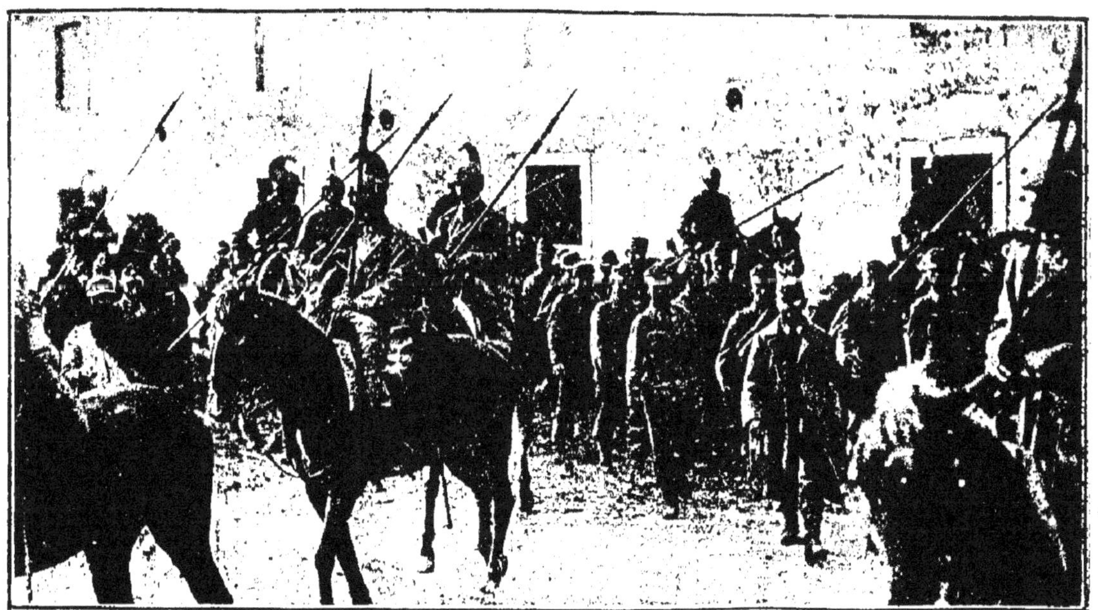

PENDANT L'OFFENSIVE ITALIENNE.

1. Sur l'Isonzo, pièce de 149, prête à l'action. — 2. Le massif de l'Hermada vu à travers un observatoire. — 3. Arrivée, dans un camp italien, de prisonniers autrichiens escortés par des carabiniers.

<table>
<tr><td>29 MAI</td><td>LES FAITS</td><td>30 MAI</td></tr>
</table>

En Champagne. — Au cours de la nuit, les Allemands ont tenté, avec des troupes spéciales de choc, une attaque contre nos tranchées du mont Blond : ils ont été repoussés et nous ont abandonné des morts et des blessés.

Sur la Meuse. — Coup de main dans les lignes allemandes de la cote 304 : nos soldats opèrent des destructions importantes.

Les navires hôpitaux. — L'Allemagne déclare qu'elle consent à faciliter les évacuations et le rapatriement des malades et des blessés en s'abstenant de faire torpiller les navires qui les transportent, mais à la condition que ces navires suivront une route déterminée, à une vitesse fixée et que leurs dates de voyage seront connues à l'avance. Ces conditions sont, bien entendu, inacceptables pour les alliés.

Sur mer. — Le paquebot Yarra des Messageries Maritimes est torpillé et coulé dans la Méditerranée.

Sur le front occidental. — Les communiqués ne signalent que des actions de détail. La ville ouverte de Bar-le-Duc est bombardée par des avions allemands.

Sur l'Isonzo. — Continuation des contre-attaques autrichiennes sur le monte Vodice : trois assauts sont repoussés par les troupes du général Cappello.

En Grèce. — Le général Moschopoulos, commandant le 3e corps d'armée grec, a remis au ministre de la Guerre à Athènes, un rapport où il dénonce l'organisation et les agissements des bandes qui opèrent contre les alliés dans la zone neutre, avec le concours d'officiers de l'armée régulière grecque. Le rapport donne également des détails sur les cachettes d'armes et de munitions. Le gouvernement du roi Constantin va se voir obligé de prendre ostensiblement des sanctions contre les officiers et les fonctionnaires compromis dans des agissements qu'il a lui-même encouragés.

ORIENT ET OCCIDENT
(30 Mai.)

Les opérations militaires se réduisent aujourd'hui à leur plus simple expression. On avait parlé, hier, de la reprise des actions sur le front anglais. En réalité, on n'y relève que des coups de main, des escarmouches et des canonnades. Notre côté a été un peu plus agité, les Allemands ayant encore une fois changé leur fusil d'épaule, et reporté sur le Chemin des Dames des efforts toujours aussi vains. Ils n'ont pas été plus heureux, devant Hurtebise, que sur le Casque et sur le Téton.

Même sur le front italien, la bataille s'est réduite à des contre-attaques qui, quoique violentes, n'ont pas empêché nos alliés de progresser légèrement. Cette accalmie, toute momentanée et fortuite, n'affecte en quoi que ce soit ni les conditions générales de la lutte ni son développement.

Je regrette d'être obligé de borner à cette courte énumération l'exposé des faits de guerre, mais pour en dire davantage, il faudrait les inventer. Le communiqué de l'armée d'Orient tient tout juste une ligne. Ceux de Russie nous ont habitués depuis un certain temps, hélas ! à une concision qui ressemble au néant. Pour combien de semaines encore ? Personne ne le sait, mais tout le monde constate que le front oriental, sur lequel on avait pu à un moment fonder de si grandes espérances, tombe en atonie et devient en ce moment comme inexistant. Espérons que les appels des chefs de l'armée russe lui rendront prochainement santé et vigueur.

Tournons en attendant les yeux vers l'Occident, d'où nous viennent des motifs de réconfort et d'espérance. L'Amérique, fidèle à ses promesses, déploie une activité extrêmement méritoire dans la création d'un matériel naval et militaire qui peut nous être d'un grand secours. Elle s'occupe également de créer des escadres aériennes pour renforcer utilement notre aviation, qui en a besoin. Elle va donc, même avant d'avoir mis sur pied des armées puissantes, nous prêter un concours efficace, et d'autant plus appréciable qu'il sera plus prompt.

Les Allemands le savent, et ils s'en inquiètent. Mais, ayant eux-mêmes suscité le danger, ils comprennent, trop tard, qu'ils ne peuvent plus l'écarter.

A QUAND UNE ACTION ÉNERGIQUE SUR LE FRONT ORIENTAL
(31 Mai.)

De toutes les déclarations faites à la *Rousskaïa Volia* par les chefs de l'armée russe, la plus précise, et la plus caractéristique en même temps, émane du général Gourko, adjoint au ministre de la Guerre, dont l'opinion a, de ce fait, une valeur

31 MAI	**LES FAITS**	**1er JUIN**

En Champagne. — *Bataille de nuit devant nos positions du mont Blond, du mont Haut, du Casque et du Téton, au sud de la route de Nauroy à Moronvilliers. Avant de se lancer à l'assaut, les Allemands font un grand usage d'obus toxiques et de projectiles de gros calibres, mais leurs efforts n'aboutissent qu'à la prise de quelques éléments de tranchées avancées.*

Dans l'Adriatique. — *Une escadre de contre-torpilleurs autrichiens, aperçue par des avions italiens, prend la fuite devant eux et se dirige à toute vitesse vers Trieste, en longeant la côte. La marine autrichienne refuse systématiquement tout combat et l'Italie peut, à juste titre, déclarer qu'elle a la maîtrise complète de l'Adriatique.*

Guerre aérienne. — *Raids d'avions navals britanniques sur Ostende, Zeebrugge et Bruges. C'est le début d'attaques qui se reproduiront presque journellement contre les bases allemandes en Belgique.*

Au nord de l'Aisne. — *Combats, avec des alternatives diverses dans la région du moulin de Laffaux et près de la ferme Froidmont. La lutte d'artillerie se poursuit avec une extrême violence sur tout le front du Chemin des Dames.*

Secteurs britanniques. — *Accalmie relative, depuis quelques jours, dans les opérations. Seule la lutte aérienne reste très active et le correspondant de guerre de l'agence Reuter note qu'il n'y a jamais eu autant de combats de l'air que pendant cette période. Quelques-uns de ces combats se déroulent à de très grandes hauteurs; les nouveaux appareils anglais permettent une ascension extrêmement rapide et tandis qu'il fallait autrefois compter soixante-quinze minutes pour atteindre 2 000 mètres, les pilotes britanniques montent aujourd'hui de 300 mètres par minute, ce n'est d'ailleurs qu'une étape dans la voie du progrès.*

exceptionnelle. « L'armée russe, a-t-il dit, est plus que jamais prête au point de vue technique, et l'offensive lui assurera la victoire. »

Nos amis sont trop peu enclins à la rodomontade pour que nous ne voyions pas dans ces paroles l'expression de la vérité. Elles expriment en tout cas une confiance qui doit être communicative, et un désir d'action dont nous ne doutons pas. Mais il leur faudrait une sanction prochaine, pour qu'elles gardent entière la portée que nous leur accordons volontiers.

Des renseignements venus de Petrograd nous font connaître que, sur le front oriental, s'étalent encore soixante à soixante-dix divisions allemandes et une cinquantaine de divisions autrichiennes, soit, au maximum, 1 200 000 hommes. C'est peu, en regard des millions de soldats que compte l'armée russe. Je crois même que jamais les forces de la coalition germanique sur ce théâtre d'opérations n'ont été aussi réduites qu'en ce moment.

Avant notre attaque de l'Aisne, il s'y trouvait en tout cas dix-neuf divisions de plus, sans compter celles qui ont été amenées sur le front italien, pour parer à la récente offensive du Carso, et dont nous ignorons le nombre. On assure que les prélèvements sont arrêtés. C'est fort possible ; mais ils ont été tels, surtout en gros matériel, que l'avance de nos alliés se trouve, jusqu'à un certain point, contrecarrée, tant par des contre-attaques puissantes que par des feux de concentration extrêmement violents. Bravant ceux-ci et refoulant celles-là, les troupes royales n'en ont pas moins tenu bon et même élargi leurs positions en certains points, tandis que leur butin global se chiffrait par 23 631 prisonniers, dont plus de 600 officiers, et un abondant matériel. Mais on sent fort bien qu'elles commencent à rencontrer une résistance plus énergique et plus ferme de moment en moment.

Il faudrait, pour aplanir les obstacles devant elles et leur ouvrir par répercussion la route de Trieste, qu'une puissante diversion fût faite, le plus tôt possible, par nos alliés de l'Est. On nous assure qu'ils en sont capables. Si ce n'est pour eux qu'une question de temps, le plus tôt sera le mieux, car, comme a dit le général Dragomirof, « l'offensive est d'une nécessité urgente. Elle est pour la Russie un devoir sacré envers toutes les démocraties de l'univers ».

D'autant plus que son effet pourrait se faire sentir jusqu'en Macédoine, où les forces alliées sont, dans les circonstances présentes, condamnées à une quasi-immobilité. Et qui sait à quels expédients serait réduit le généralissime allemand, partout condamné à la défensive, quand fondrait sur lui une ruée générale qui l'obligerait à faire tête sur tous les fronts à la fois !

Un grand coup de partie peut se jouer avant l'automne. Les chefs principaux de l'armée russe le demandent. Peut-on supposer qu'ils ne seraient pas suivis par des troupes qui, lorsqu'elles étaient écrasées par des forces en tout supérieures, ont montré tant de vaillance, tant de fière et constante magnanimité ?

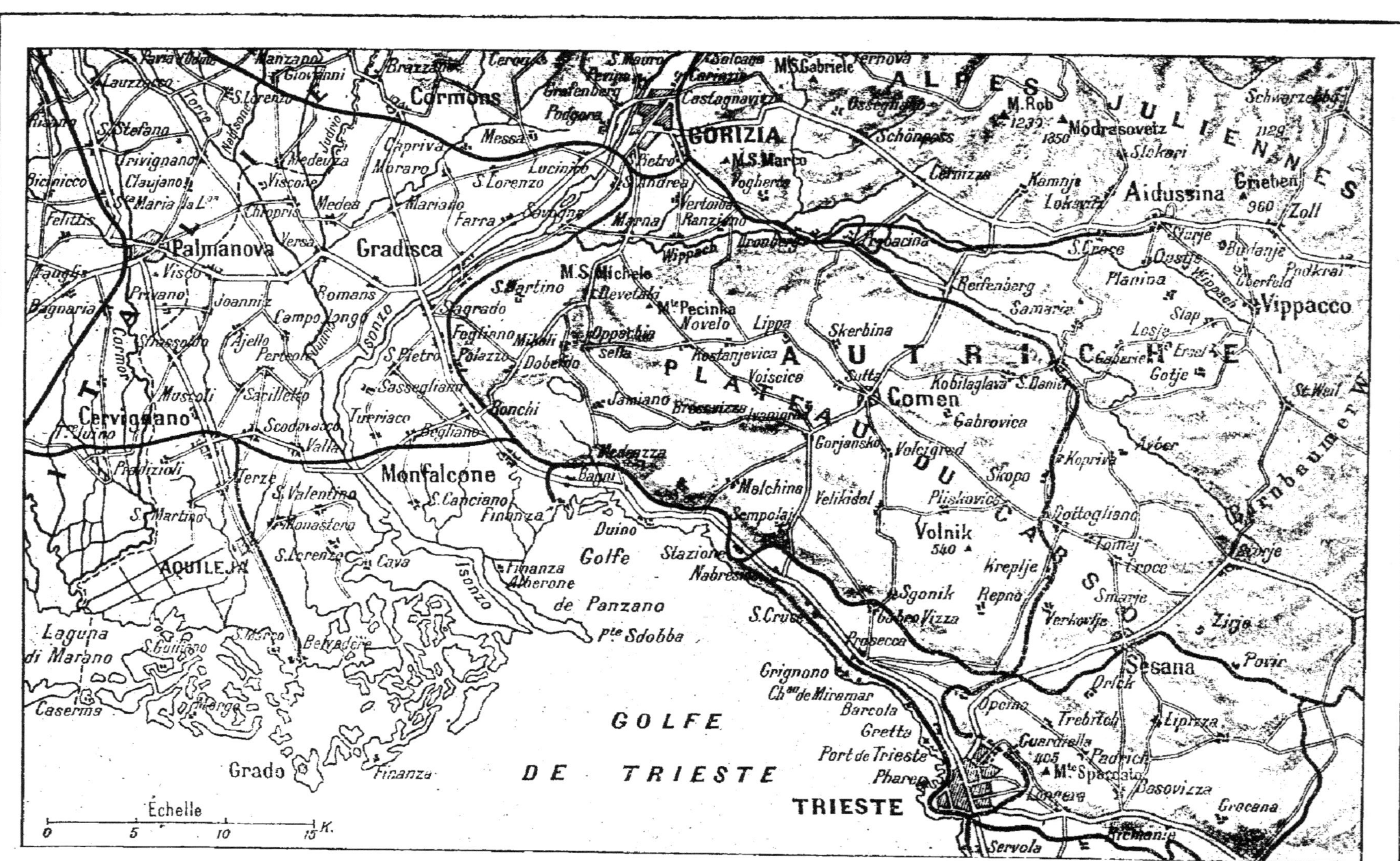

Carte comprenant le secteur où s'est déroulée la seconde partie de l'offensive italienne : de Castagnevizza à la mer.

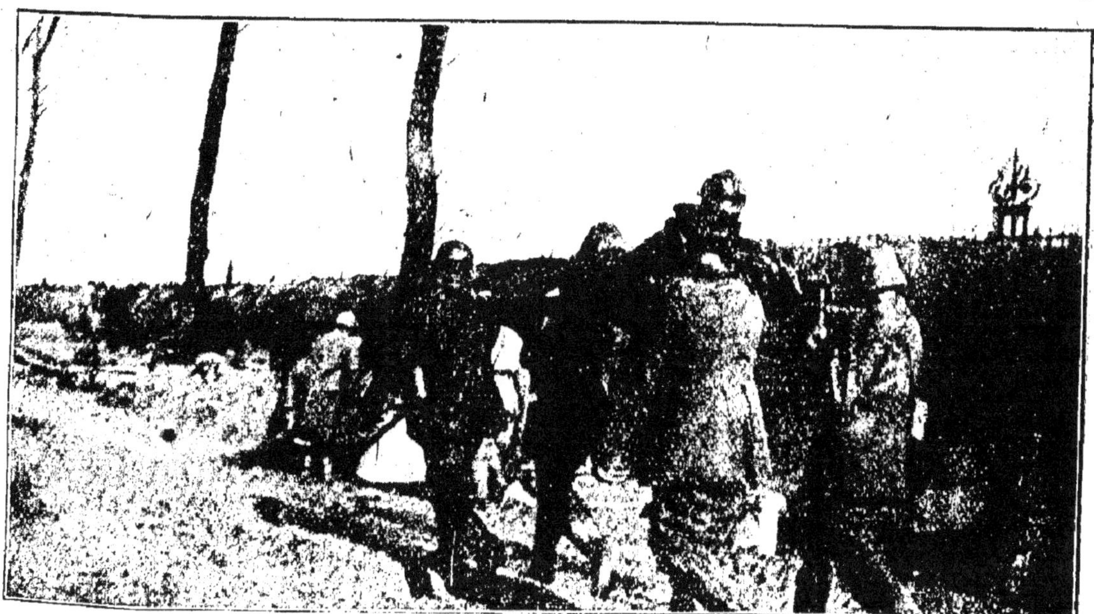

(Cl. Beaufrère.)

Prisonniers allemands transportant un blessé français vers un poste de secours.

CONTRE-ATTAQUES ENNEMIES EN CHAMPAGNE ET SUR LE CARSO

(1ᵉʳ Juin.)

L'ennemi, dont la tactique manque visiblement de variété et de souplesse, s'obstine dans ses attaques improductives. Il y apporte un entêtement tel que lorsque, comme cela est arrivé mercredi, force lui est d'interrompre la préparation des assauts sous le feu de notre artillerie, il ne renonce pas à les lancer quand même. On devine quel peut être, dans ces conditions, leur prix de revient.

C'est maintenant sur nos positions de Champagne qu'il s'acharne de préférence. Le Casque, le Téton, le mont Haut ont remplacé le Chemin des Dames dans ses préoccupations. S'imagine-t-il pouvoir opérer de ce côté une trouée quelconque, et ne voit-il pas que, même en cas de succès, il s'enfoncerait dans un goulot?

Ce succès, d'ailleurs, se refuse à ses efforts. Quelques bouts de tranchées enlevés — et d'ailleurs repris par nous — ne compensaient certainement pas les sacrifices dont il avait fallu les payer.

Après la sanglante expérience de Verdun, il est vraiment extraordinaire que les généraux allemands n'aient encore rien trouvé de mieux dans l'arsenal de leur dogmatique militaire, que ces très simplistes procédés de butor. Et l'on conviendra qu'elle est tout à fait singulière,

sinon caractéristique d'une certaine faiblesse, cette façon de faire qui consiste à céder d'abord ce que l'on tient pour s'évertuer ensuite à le reprendre. Tel est cependant le spectacle que, depuis la dernière offensive franco-anglaise, n'ont cessé de nous donner les lieutenants d'Hindenburg.

Je dois dire qu'en Italie les Autrichiens nous en donnent un tout pareil. Mais on sait que depuis leur inféodation à l'Allemagne, ils ne sont plus que des plagiaires et des subordonnés très humbles. Le général Boroevic s'en tient donc, sur le Carso, aux exemples donnés par les deux kronprinz sur la Scarpe et sur l'Aisne. Peut-être aussi n'a-t-il pas l'ingéniosité nécessaire pour faire autrement. Il sait en tout cas ce que cela lui coûte, depuis une dizaine de jours qu'il se bat à reculons.

Toutes ses contre-attaques ont été repoussées, et si, grâce à l'appoint des grosses pièces amenées de Russie, la progression italienne a pu être momentanément enrayée sur le Carso — car sur la route de Trieste elle s'est encore légèrement accentuée — pas un pouce du terrain perdu n'a été reconquis. C'est que, pour réparer un échec, il faut, ou bien avoir une supériorité matérielle, considérable, avec des réserves non encore ébranlées

<table>
<tr><td>2 JUIN</td><td>LES FAITS</td><td>3 JUIN</td></tr>
</table>

Front occidental. — La lutte d'artillerie est extrêmement violente sur toutes les positions au nord de l'Aisne, mais il n'y a pas d'action d'infanterie.

Le communiqué rappelle que depuis le 16 avril jusqu'à aujourd'hui, le nombre des prisonniers faits par les troupes franco-britanniques dépasse 52 000 dont plus de 1 000 officiers. Dans l'énorme matériel enlevé à l'ennemi on compte 446 canons lourds ou canons de campagne, un millier de mitrailleuses et un nombre considérable de canons de tranchées.

Troupes portugaises. — Ces troupes, qui ont pris leur service sur le front, sont placées dans un secteur des positions britanniques.

Brésil. — Le Sénat et la Chambre des députés ont voté l'annulation du décret du 28 avril qui proclamait la neutralité. Le président de la République signe cette annulation et ordonne la saisie des navires allemands internés dans les ports.

Au nord de l'Aisne. — Attaques allemandes sur les plateaux de Vauclerc et de Californie : les deux divisions ennemies lancées à l'assaut opèrent en vagues très denses et, sur certains points, on voit les hommes marcher coude à coude. Les régiments français qui défendent les positions sont ceux là même qui les ont conquises dans les journées des 4 et 5 mai : ils déploient la même valeur et remportent le même succès : l'ennemi est partout repoussé après une lutte très dure. D'autres tentatives allemandes dans la région de la ferme Froidmont ne sont pas plus heureuses et valent de lourdes pertes à l'ennemi.

Front britannique. — Violent combat au sud de Souchez : après des alternatives diverses, les troupes anglaises qui avaient progressé sensiblement dans la matinée sont obligées de céder à la pression de forces considérables jetées dans une contre-attaque, et abandonnent le terrain conquis.

---

par le combat, ou bien se jeter sur l'ennemi à l'improviste, dans le moment même où, dissocié par l'assaut, il n'a pas encore eu le temps de se reprendre et d'être remis en mains. Quand l'une ou l'autre de ces conditions n'est pas remplie, les contre-attaques sont à la fois onéreuses et stériles. Et c'est précisément ce que les Allemands d'un côté, les Autrichiens de l'autre, nous font voir à peu près tous les jours.

L'AFFAIRE D'ALBANIE
(2 Juin.)

Je ne crois pas qu'il faille attacher beaucoup d'importance à la rencontre qui vient de se produire en Albanie, à 25 kilomètres au sud-est de Bérat. Commencée en échauffourée de guerillas, elle a mis aux prises, au bout de quelques heures, des troupes régulières autrichiennes et italiennes, qui se sont harponnées assez vigoureusement. Finalement, l'avantage est resté à nos alliés, lesquels ont occupé quatre villages dont l'ennemi a essayé vainement ensuite de les déloger.

Il est probable que les irréguliers albanais, ou autres, que l'Autriche a mis sur pied, avaient été lancés contre la route de Santi-Quaranta à Salonique, maintenant terminée et qui servira sans doute à la relève successive des troupes de Macédoine (1). . . . .

. . . .

La voie qu'elle ouvre échappe aux torpillages ; elle va en outre grandement faciliter les ravitaillements qui, pendant ces derniers temps, avaient été un peu

gênés. On ne serait donc pas fâché sinon de la couper, au moins de rendre son parcours difficile. Et l'on cherche, par des coups de main comme ceux du 27, à s'en approcher.

On en est loin encore. Du point où s'est produit l'incident, 60 kilomètres au moins restent à parcourir pour l'atteindre, et il y a tout lieu de supposer qu'avant d'y réussir, les comitadjis, s'ils persistent dans leur entreprise, éprouveront quelques mésaventures pareilles à celle de lundi dernier. En tous cas, ils ont fait, pour leur premier essai, un pas en arrière, plutôt qu'en avant.

J'ai fort peu de choses à dire des autres théâtres d'opérations, où des événements d'ailleurs maintes fois signalés, et qui n'ont qu'une assez mince importance, se répètent à peu près sans changement. L'ennemi, que ce soit en Italie ou ici, contre-attaque tantôt sur un point, tantôt sur un autre, et aggrave ainsi ses pertes sans résultat.

On signale cependant, presque partout, une recrudescence de la lutte d'artillerie, et peut-être faut-il voir là l'annonce de

(1) Texte supprimé par la censure.

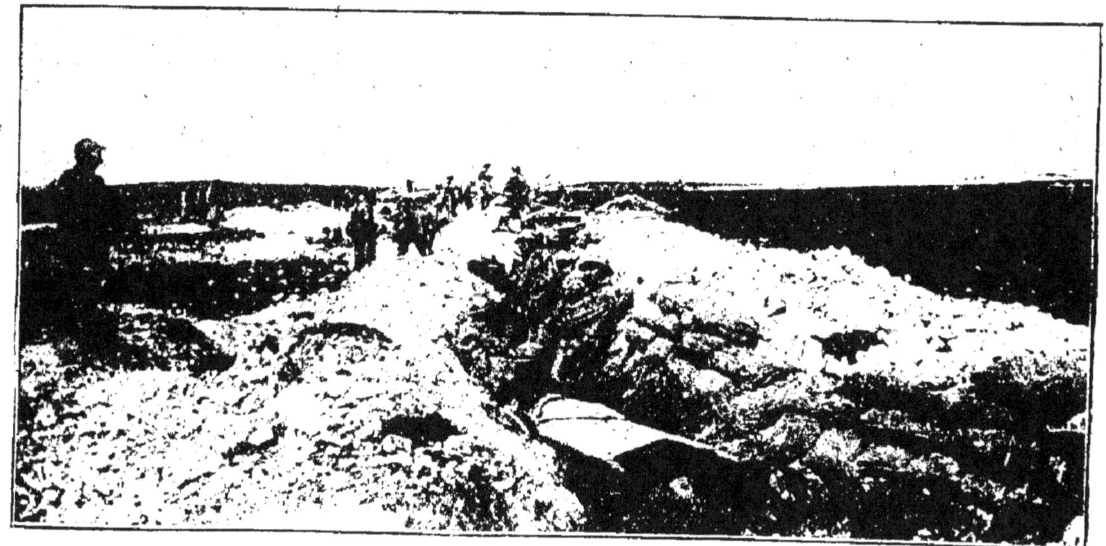

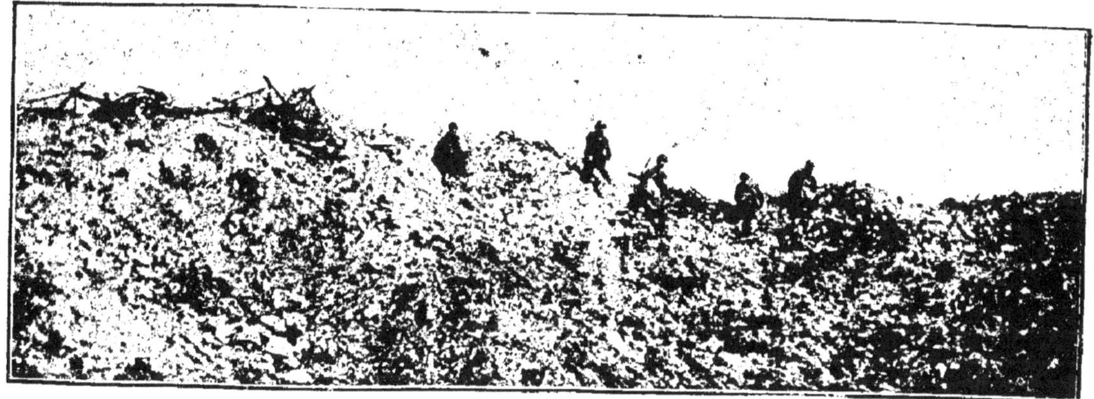

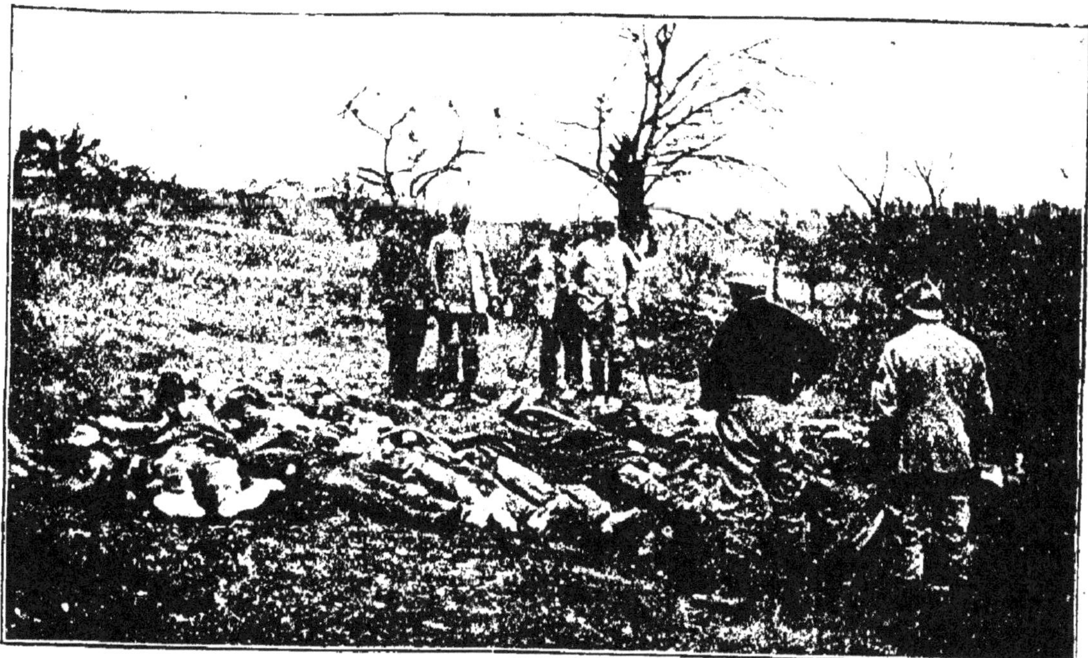

(Clichés Polak, Boyer et Beaufrère.)

1· Deuxième vague d'assaut attendant le signal de départ. — 2. Grenadiers repoussant une attaque. — 3. Cadavres allemands sur le terrain d'une contre-attaque.

3 JUIN (suite)	LES FAITS	4 JUIN

L'Italie et l'Albanie. — Le général Ferrero commandant le corps italien d'occupation en Albanie publie une proclamation, datée d'Aryrocastro, dans laquelle il proclame solennellement, au nom du gouvernement du roi Victor Emmanuel III, l'unité et l'indépendance de toute l'Albanie sous l'égide et la protection du royaume d'Italie.

En Serbie. — Les autorités serbes à Corfou ont reçu des renseignements sur les cruautés commises par les Bulgares dans la répression de l'insurrection de la vieille Serbie. Des milliers de vieillards, de femmes, d'enfants ont été fusillés, pendus, noyés en masse dans les rivières et les puits. En beaucoup d'endroits, des femmes et des enfants, enfermés dans des granges ou des maisons d'école, ont été brûlés vifs. L'ignominie et l'horreur ont été si effroyables que les Allemands eux-mêmes sont plusieurs fois intervenus pour arrêter ces orgies de sang et de honte (Le Temps).

Guerre aérienne. — Les aviateurs allemands se sont livrés depuis quelques jours à une série d'attaques contre nos villes du nord et de l'est. Bar-le-Duc a été bombardé les 29 et 30 mai; Calais, Dunkerque, Châlons, Epernay, Château-Thierry l'ont été plusieurs fois depuis quarante-huit heures. Il y a eu des morts et des blessés, notamment à Bar-le-Duc, à Château-Thierry et à Epernay. En représailles des bombardements de Bar-le-Duc, 7 de nos avions ont survolé Trêves cette nuit et ont lancé sur la ville 1 000 kilos de projectiles. D'autres escadrilles ont copieusement arrosé de bombes les terrains d'aviation ennemis de Morhange, d'Habsheim, de Frescaty et de Sissonne : partout les baraquements ont été touchés.

Les communiqués sur la guerre aérienne, qu'il n'est pas possible de suivre dans les détails deviennent chaque jour plus importants.

quelques actions plus larges, sur quoi l'avenir nous renseignera.

Une simple remarque maintenant. Les communiqués nous font connaître en toutes lettres le nom des « as » qui se distinguent dans les combats aériens. C'est fort bien, et j'approuve absolument la méthode. Mais pourquoi, quand il s'agit d'officiers et de soldats qui se battent sur terre, et avec quel courage, tout le monde le sait, persiste-t-on à exiger le plus rigoureux anonymat? Il y a là un mystère que personne, jusqu'à ce jour, n'a pu encore m'expliquer.

COMBATS ÉPISODIQUES

(3 Juin.)

Une note a paru, la semaine dernière, dans tous les journaux, où il était dit que la commission de l'armée de la Chambre avait invité le gouvernement à procéder par séries à la relève des troupes de Salonique. J'avais pensé, hier, que je pouvais la rappeler sans inconvénient. Mais la censure, en jugeant autrement, a remplacé mon texte par des points. Je lui demande, avec tout le respect qui est dû à une institution aussi omnipotente, s'il va nous être interdit désormais de puiser nos renseignements dans le *Journal officiel*. Ce serait peut-être pousser un peu loin l'amour du mystère et la phobie de toutes les révélations.

Les opérations militaires sont toujours réduites à leur expression la plus simple, et affectent le même caractère spécial: L'ennemi attaque avec plus ou moins de vigueur des points très distants les uns des autres. Il est repoussé, et il recommence le lendemain. C'est, à proprement parler, la tactique de ceux qui n'en ont pas, ou qui n'en ont plus.

Vendredi, nous avons été assaillis au moulin de Laffaux et à la cote 304, devant Verdun. Inutile de dire que les résultats ont été conformes à tous les précédents. De même, nos amis italiens ont eu à repousser une forte attaque autrichienne au Vodice, et ne s'en portent pas plus mal. Partout ailleurs, on signale de simples combats de patrouilles ou des coups de main. C'est-à-dire que la situation générale est absolument sans changement. Elle l'est même pour la malheureuse ville de Reims, sur laquelle continuent à s'abattre périodiquement de véritables pluies d'obus.

Dirai-je maintenant que, malgré l'absence complète d'actions d'infanterie, la lutte d'artillerie se maintient très chaude à peu près partout? On sait d'une façon générale que, quand elle prend cette violence, c'est habituellement pour annoncer quelque chose de plus consistant. Il est

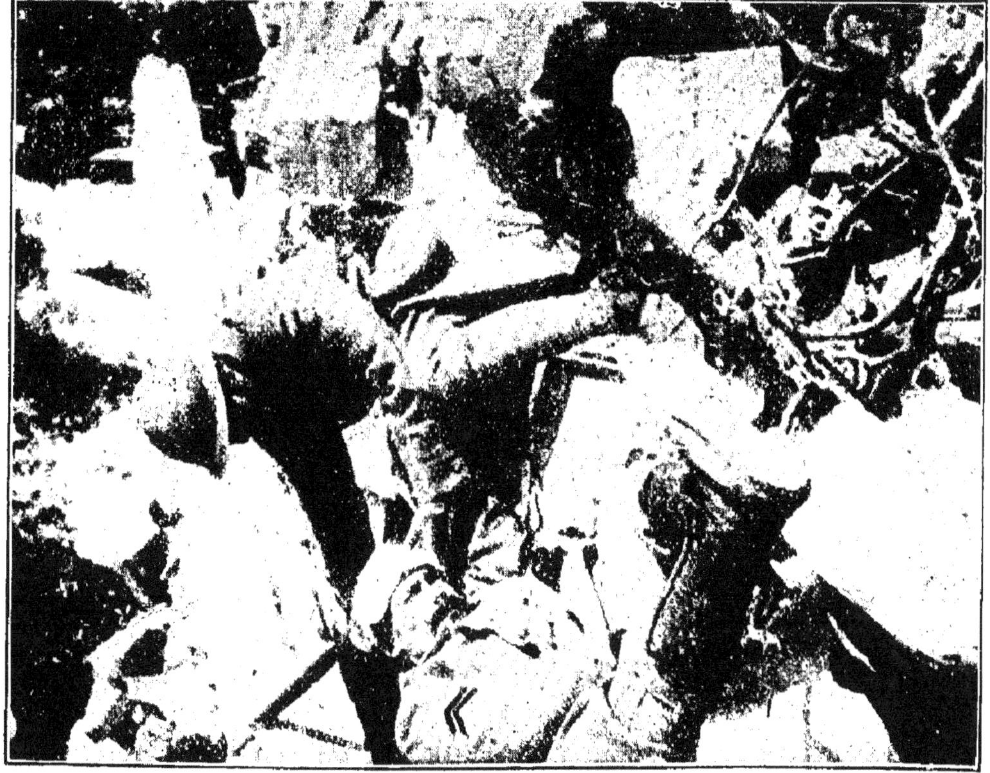

Pansement provisoire près du champ de bataille. (Cl. M. F.)

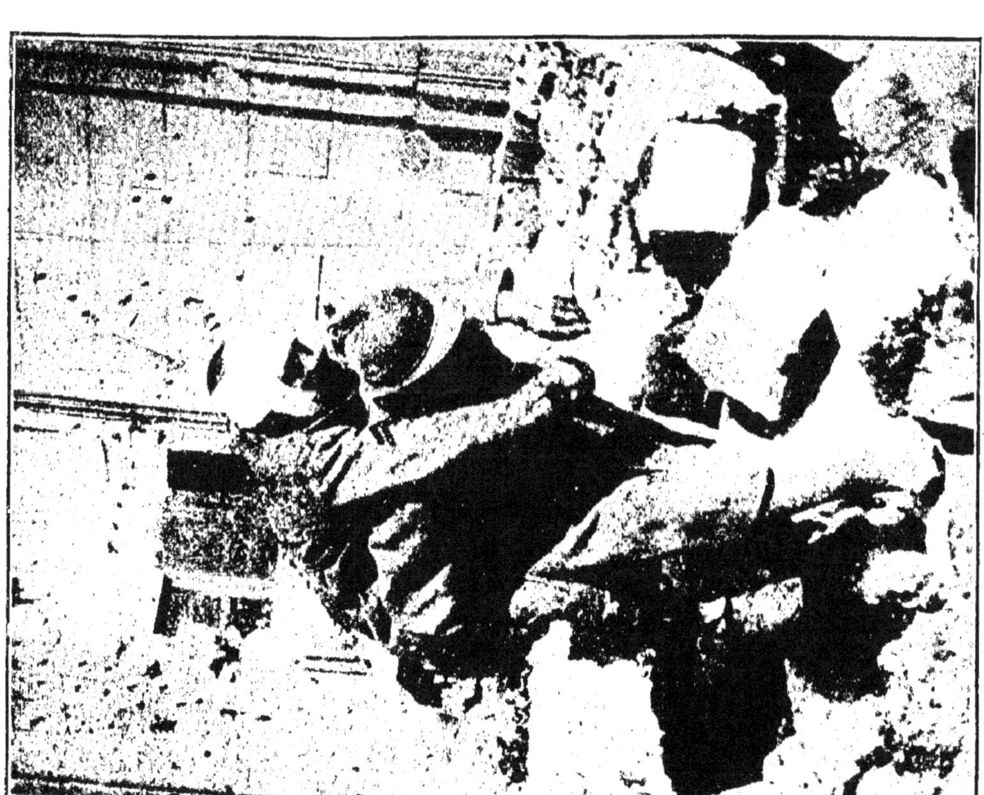

Transport d'un blessé après les premiers soins.

possible que, cette fois encore, elle ait le caractère d'une préparation ou d'une amorce. Toutefois, s'il en est ainsi, le secret est bien gardé de part et d'autre, car aucun indice ne permet de deviner quelle est la partie du front qui doit d'abord s'allumer, ni lequel des deux adversaires s'apprête à entrer en lice le premier.

NOS TROUPES BRISENT CINQ CONTRE-ATTAQUES SUR LE PLATEAU DE CRAONNE

(4 Juin.)

Les communiqués se répétant avec une monotonie que varient seules quelques modifications topographiques, nous sommes bien obligés de faire comme eux. Je dirai donc que l'ennemi, après nous avoir tâtés un peu partout, a reporté ses prétentions sur le Chemin des Dames, contre lequel il n'a pas lancé, samedi soir, moins de cinq attaques successives, toutes avortées et payées de lourdes pertes. C'est là un refrain à peu près quotidien que nous sommes exposés, je crois, à entendre quelque temps encore. Mais vraiment ces perpétuels coups de marteau, qui chaque fois détraquent l'outil davantage, n'ajoutent rien à la renommée des généraux tudesques, et, ce qui est pis, leur lient les bras pour plus tard. En sacrifiant ainsi leurs troupes en détail, ils s'interdisent dans l'avenir toute action vraiment puissante. Et ce n'était guère la peine d'aller chercher Hindenburg pour en arriver là.

Quand je dis que l'outil se détraque, je n'avance rien que de très réel. Voilà des troupes qui, en six semaines, depuis le 16 avril jusqu'au 1er mai, ont perdu, sur le front franco-anglais, plus de 52 000 prisonniers, dont 1 000 officiers au moins, et un matériel où les canons se dénombrent par centaines et les mitrailleuses par milliers. A qui fera-t-on croire qu'elle n'ait point été ébranlée par une pareille secousse, ni qu'il n'y ait là un symptôme non équivoque d'affaiblissement moral?

Le montant des pertes occasionnées par le feu dépend d'une foule de circonstances, dont certaines ne sont pas toujours évitables, malgré le soin qu'on peut y prendre. Il arrive aussi parfois que quelque encerclement partiel occasionne sur le point donné des coups de filet plus ou moins fructueux. Ce qui est significatif et grave, c'est la continuité des prises, laquelle survient seulement lorsque les troupes qui en pâtissent ont accoutumé de céder aussitôt qu'elles se sentent serrées de trop près. Les Allemands nous ont donné autrefois des exemples répétés de cette faiblesse ; mais

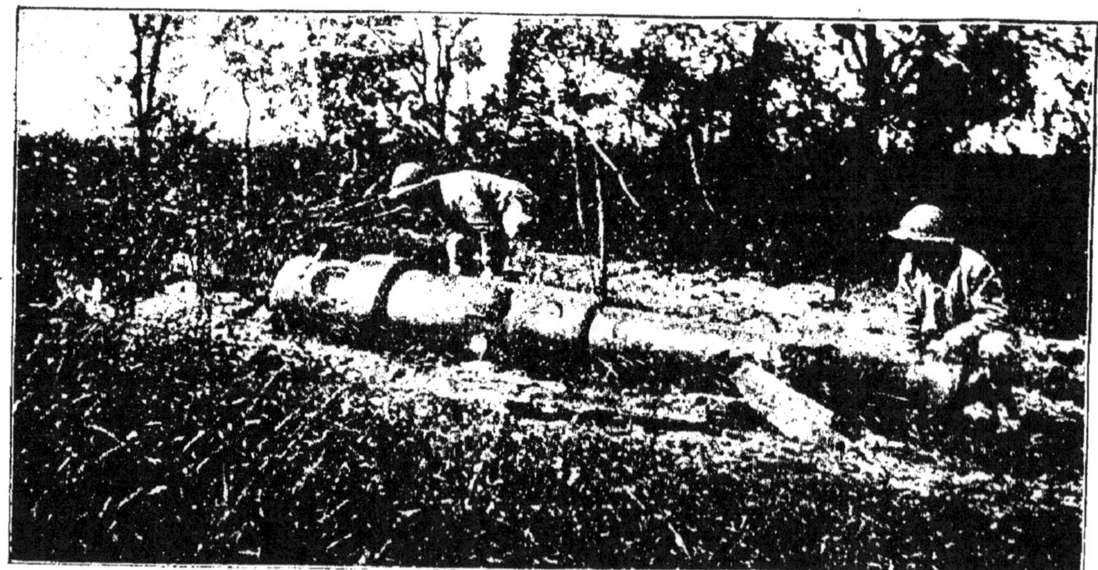

(Cl. M. F.)

Pièce d'artillerie allemande démolie à la suite d'un bon repérage.

c'était surtout quand ils croyaient avoir trouvé leur maître, et qu'ils ne doutaient plus de sa supériorité.

En somme, la guerre a pris sur tous les fronts, jusqu'à nouvel ordre, un caractère de stabilisation qui ne nous est point défavorable, au contraire, parce que les frais les plus élevés incombent à l'ennemi. A une condition toutefois, c'est que cet état plutôt passif ne s'éternise pas. On dit et on répète, depuis quelques jours, que l'armée russe, cette fois bien pourvue de munitions, est prête à rentrer en ligne. Il vaudrait mieux que ce fût plus tôt que plus tard, parce que d'abord la coalition germanique en éprouverait un dépit énorme ; parce qu'ensuite cette réapparition pourrait produire une reprise d'action générale, en un moment qui jamais n'aurait été plus opportun.

CONTRE-ATTAQUES STÉRILES
(5 Juin.)

Les attaques lancées dans la soirée de dimanche et la matinée de samedi contre la partie est du Chemin des Dames ont revêtu un caractère de violence dont nous étions, depuis quelque temps, presque déshabitués. Il est évident que la fureur du kronprinz augmente en proportion du nombre de ses échecs. Mais fureur et adresse vont rarement ensemble. Le taureau exaspéré qui fonce comme un bolide sur les picadores va de lui-même au-devant du coup mortel.

Voilà donc encore deux divisions allemandes qui se sont dépensées en pure perte. Elles ont été repoussées par les mêmes régiments qui, il y a juste un mois, s'étaient si brillamment emparés de la position chaudement disputée hier. Indomptables dans l'attaque, inébranlables dans la défense, tels sont bien nos magnifiques soldats. Et de cela, personne ne doute. Mais puisqu'un communiqué officiel leur rend lui-même cet hommage collectif, ne pourrait-il les désigner d'une façon plus précise à notre reconnaissance et à notre admiration?

J'ai bien souvent demandé qu'on se départît enfin d'un anonymat dont les raisons nous échappent. Et je souhaiterais d'avoir en cette affaire la même bonne fortune que dans celle des permissions, réglée maintenant par le commandant en chef à la satisfaction générale, d'après des principes qui concordent absolument avec ceux que je m'étais permis de soutenir. Non pas, certes, que je revendique la moindre part dans les décisions spontanées qui viennent d'être prises. Mais il est toujours agréable de voir donner aux idées qu'on a défendues une aussi complète et aussi solennelle approbation.

Pour en revenir aux faits de guerre, qui

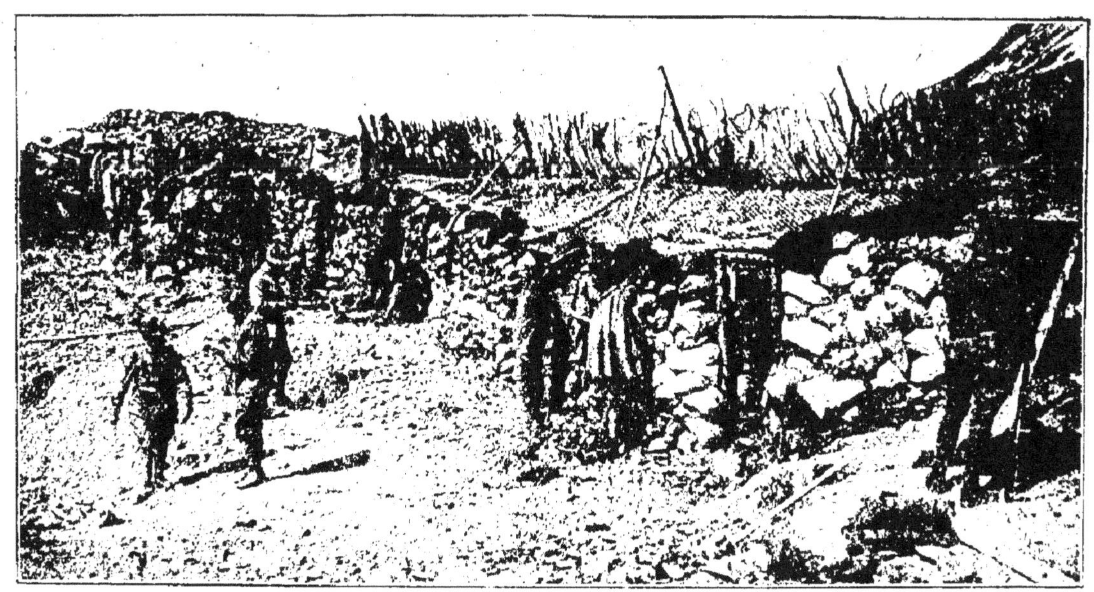

Pendant l'avance italienne : tranchée à 30 mètres des lignes ennemies.

La Croix-Rouge française sur le champ de bataille.

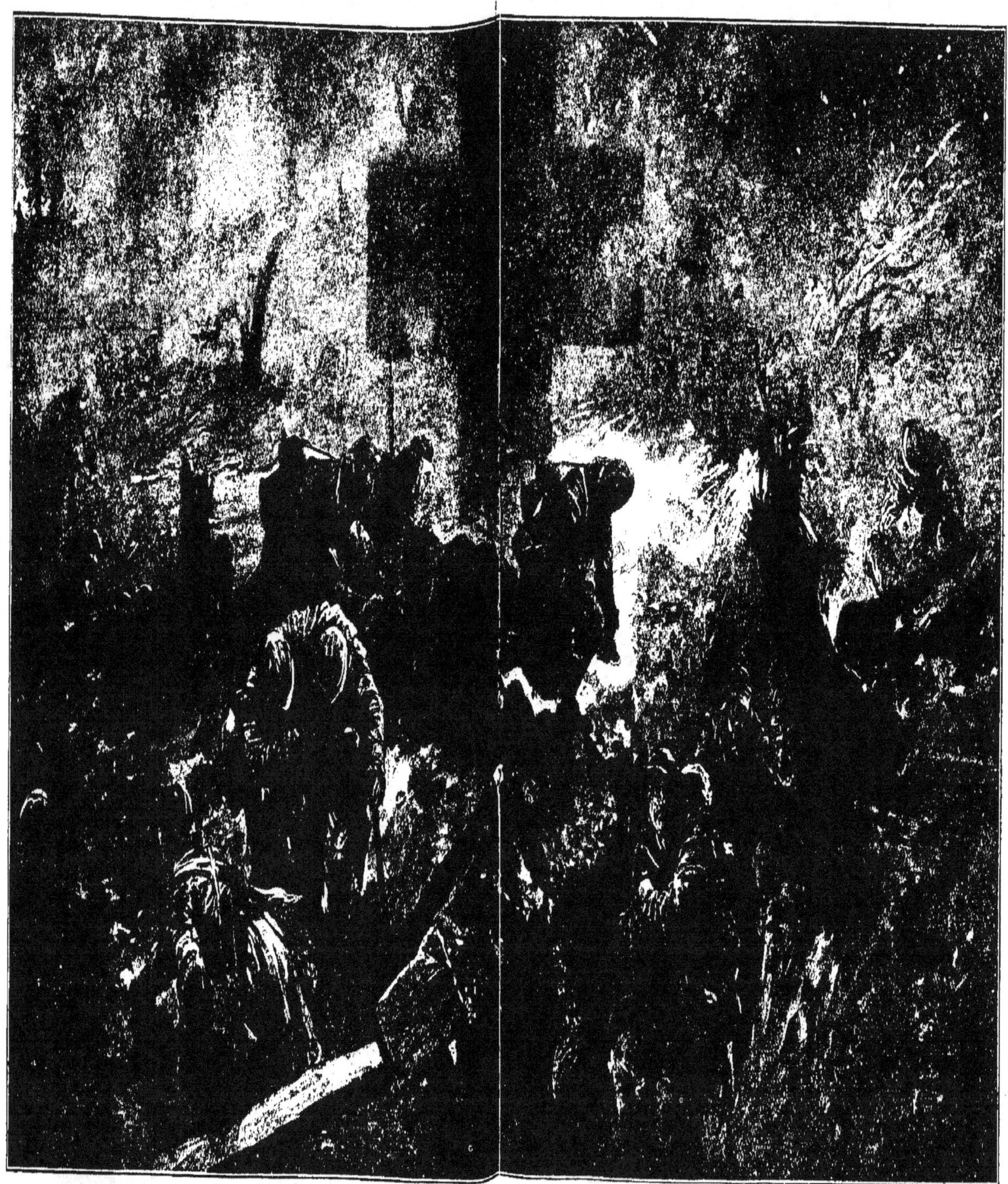

La bataille fait rage, et, sous le feu incessant des obus, des brancardiers s'avancent. Ils arrachent à la mitraille ceux qu'elle a déjà touchés. Héros obscurs dont les noms, pour la plupart, ne seront jamais cités, leur rôle étant tout d'effacement et d'abnégation. Leur zèle infatigable entraîne ceux qui les approchent. Cuistots, agents de liaison deviennent souvent pour eux des auxiliaires quand ils ne peuvent suffire à la tâche. Tous, d'un même élan, bravent la mort pour sauver leurs frères blessés. Le sourire reconnaissant de ceux qu'ils soulagent est leur plus douce récompense. Si la gloire de vaincre ne leur est pas donnée, ils auront celle d'avoir conservé la vie aux vainqueurs.

d'ailleurs se réduisent à peu de chose en dehors du dernier cité, je signalerai la petite attaque de la ferme de Froidmont, qui nous a fait perdre quelques éléments de tranchées sans importance aucune, et le combat beaucoup plus sévère que nos alliés anglais ont soutenu, dimanche toute la journée, au sud de Souchez.

Celui-ci a eu une issue moins heureuse que ses débuts, puisque les troupes britanniques, violemment pressées par des forces considérables, ont dû, en fin de journée, abandonner le terrain qu'elles avaient conquis le matin. Du moins l'ennemi a-t-il payé assez cher un succès partiel qui, je tiens à le faire remarquer, n'a entraîné pour nos alliés aucune reculade absolue. Ils ont repris leur position première, et c'est tout.

En fait, ces divers événements, même ceux qui forcent plus particulièrement l'attention, sont d'importance secondaire. Et nous les relatons seulement à défaut d'autres plus considérables que nous attendons patiemment, parce qu'ils doivent inévitablement se produire, quand les difficultés de l'heure actuelle auront été vaincues comme nous l'espérons.

LA FAUSSE SATISFACTION DU KAISER

(6 Juin.)

Aucun fait de guerre n'a marqué la journée d'hier. Nous avons, il est vrai, repris les petits éléments de tranchées que les Allemands avaient enlevés au nord-ouest de la ferme Froidmont. Mais cette conclusion des attaques allemandes est si constante et si naturelle qu'on peut d'avance, quand il est question de celles-ci, la considérer comme sous-entendue.

Cependant, et bien que les efforts répétés des Allemands n'aient jamais réussi à nous enlever le moindre morceau de nos précédentes conquêtes, le kaiser se montre satisfait. Je dis se montre, ce qui ne signifie pas qu'il le soit. Il a même conféré à Ludendorff un vague et quelconque emploi honorifique, « en reconnaissance des services rendus par ce géné-ral dans la préparation des mesures défensives grâce auxquelles l'ennemi a été victorieusement repoussé sur le front occidental ». Victorieusement repoussé? Et le Chemin des Dames? Et le plateau de Californie, les pentes de Chevreux, celles du mont Cornillet, du mont Haut, du Casque et du Téton? Les Allemands ont-ils ou non perdu tout cela et ne s'efforcent-ils pas, presque quotidiennement, de le reconquérir à grands frais?

La vérité est qu'il faut plastronner, parce que la nation, qui ne mange plus à sa faim, commence à trouver la disette pénible et le temps long. De là, quand on n'a point de victoires réelles à lui offrir l'obligation de lui en présenter de factices. Un bon petit rescrit, publié avec accom-

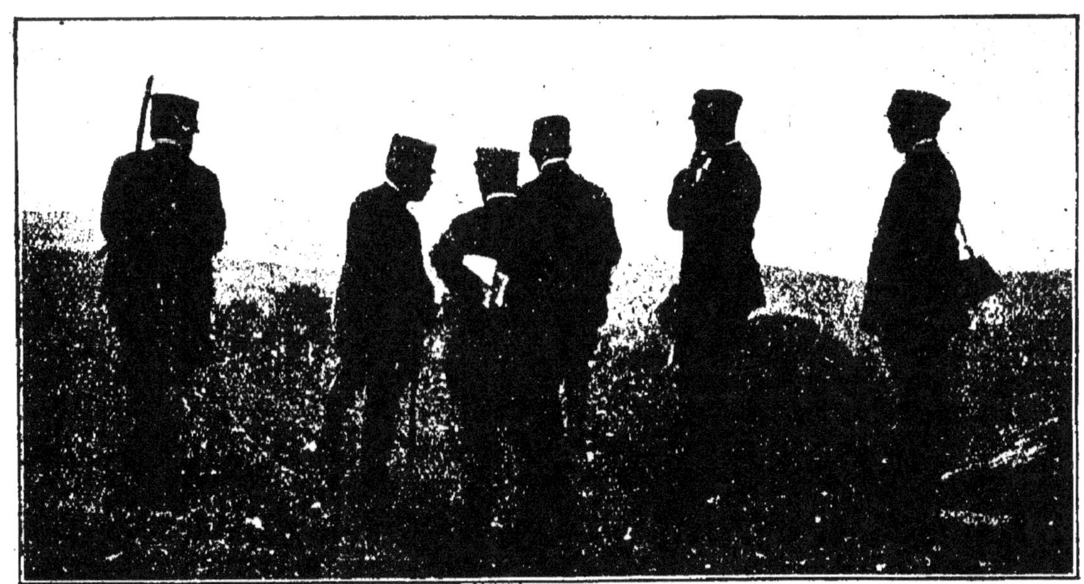

(Cl. Trampus.)

Le général Cadorna et son état-major en observation pendant la bataille.

pagnement de grosse caisse, qui ajoute quelque chamarrure inoffensive à la fer-blanterie du premier quartier-maître géné-ral, et le tour est joué. Mais ce n'est pas cela qui fera envoyer par les neutres, réduits par l'Amérique à la portion congrue, un quintal de farine de plus, ou un kilo de viande de porc.

Si maintenant nous comparons les résul-tats matériels obtenus de part et d'autre, depuis le début de l'offensive franco-anglaise, nous constaterons, avec le *Times*, qu'ils sont beaucoup plus considérables du côté des alliés. Je ne parle pas des pertes par le feu, sur lesquelles nous manquons de données précises. Mais, en tenant pour vrais les chiffres de prises donnés par les Allemands eux-mêmes, on constate qu'ils sont, pendant le mois de mai, de 12 737 pri-sonniers, dont 237 officiers ; de *trois* canons

et de 284 mitrailleuses. C'est à peine le quart, pour les premiers et les dernières, de ce que nous avons cueilli en quinze jours de plus. C'est la 149ᵉ partie des pièces qui sont tombées entre nos mains.

Le kaiser n'a donc aucune raison valable de se dire victorieux. Evidemment, ses troupes ne sont pas enfoncées, et son major général réussit à gagner du temps, espérant toujours qu'une faute de notre part, un hasard heureux ou une fissure dans l'accord des alliés lui permettra d'attendre les effets escomptés, mais non désormais tout à fait assurés, de la guerre sous-marine. C'est là son seul bénéfice réel. Il ne doit pas entrer en ligne de compte pour la liquidation finale, si nous savons le maintenir dans les étroites limites où il se tient actuellement, quitte à l'annihiler plus tard.

L'ÉCHEC AUTRICHIEN SUR LE CARSO

(7 Juin.)

Les coalisés germaniques s'agitent déci-dément beaucoup, et pour pas grand'chose. Pas plus ici qu'en Italie, leurs efforts, si violents qu'ils soient, ne sont couronnés de succès.

Au cours de la nuit de lundi à mardi, la fureur croissante du feu de l'artillerie faisait pressentir une attaque prochaine dont il était difficile de déterminer la direc-tion exacte au milieu de cet embrasement

général. Elle s'est produite quelques heures plus tard, du côté d'Hurtebise, où deux grandes vagues d'assaut sont venues défer-ler. Il en est résulté pour l'ennemi des pertes nouvelles, et pas le moindre gain. Aujourd'hui, la canonnade paraît se loca-liser sur le front de Belgique. Nous verrons si c'est là que les Allemands veulent essayer la puissance de leur marteau-pilon.

Plus énergique encore, et de dimension

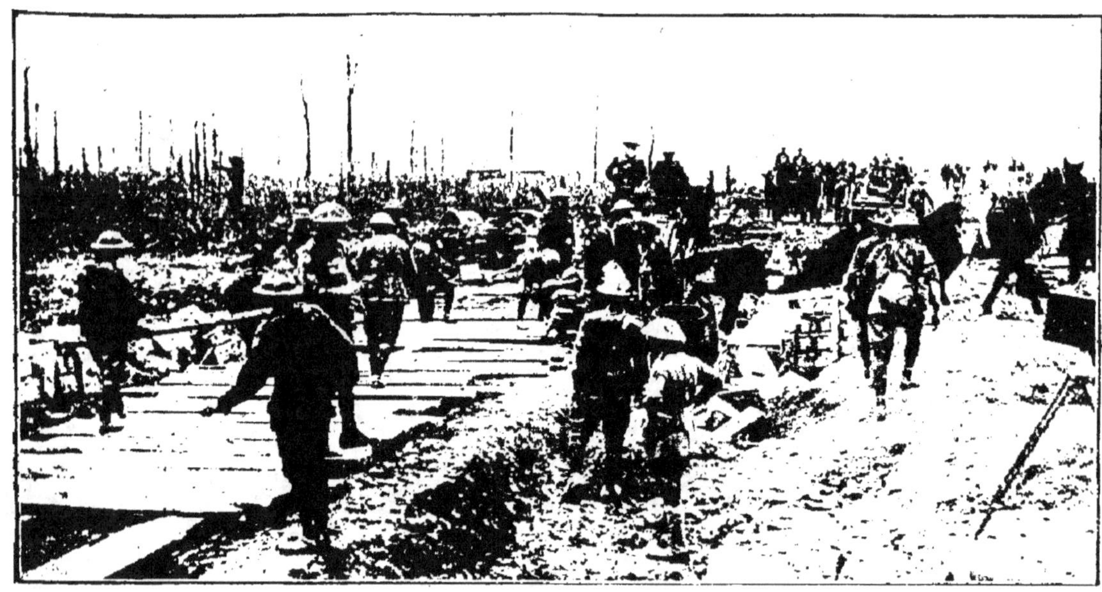

(Cl. Medem.)

Après l'avance victorieuse : soldats canadiens réparant les routes.

5 JUIN	LES FAITS	6 JUIN

5 JUIN

Au nord de l'Aisne. - Une attaque de nuit nous ramène dans les tranchées du secteur de la ferme Froidmont dont l'ennemi s'était emparé hier.

Dans la soirée les Allemands tentent deux fois l'assaut de nos positions au nord-est du monument d'Heurtebise : ils sont rejetés dans leurs lignes.

Front britannique. — L'usine électrique située au sud du ruisseau de Souchez et pour laquelle on s'est battu toute la journée du 3 juin, est enlevée par les Anglais.

Sur la côte belge. — Zeebrugge, attaqué par la flotte anglaise du commodore Tyrwhitt, dans la soirée d'avant-hier, a subi un bombardement extrêmement violent. Aujourd'hui, c'est le tour de la base navale d'Ostende dont les ateliers et les docks sont presque complètement détruits. En même temps, les croiseurs anglais donnent la chasse à des contre-torpilleurs allemands et parviennent à en couler un.

6 JUIN

Au nord de l'Aisne. — Attaques allemandes sur plusieurs points de nos positions du Chemin des Dames : l'effort principal de l'ennemi se porte sur le front Panthéon-ferme de la Royère où il parvient à aborder notre saillant des Bovettes et à s'emparer de quelques éléments de tranchées.

Front britannique. — Succès anglais au nord de la Scarpe, sur les pentes de Greenland-Hill.

Sénat. — Vote de l'ordre du jour dans lequel la haute assemblée « convaincue qu'une paix durable ne peut sortir que de la victoire des armées alliées, affirme la volonté de la France, ferme dans ses alliances, fidèle à son idéal d'indépendance et de liberté pour tous les peuples, de poursuivre la guerre jusqu'à la restitution de l'Alsace et de la Lorraine, la sanction des crimes, la réparation des dommages, l'obtention de garanties contre un retour offensif du militarisme allemand ».

---

plus vastes, a été la contre-offensive autrichienne qui s'est dessinée depuis le mont San-Marco jusqu'à la mer. Le général Boroevic, renforcé de deux nouvelles divisions qui, quoi qu'on ait pu dire, venaient très probablement de Galicie, mettait en branle toutes ses troupes après un bombardement terrible et prolongé, et les lançait, pendant la nuit du 3 au 4, dans une attaque dont il croyait pouvoir attendre merveilles. Il s'agissait pour lui de reprendre les positions du Kuk, de Vodice, de Flondar, qu'un coup de surprise fort habilement monté lui avait fait perdre, et dont la possession donne maintenant à son adversaire des avantages précieux. Il n'en a repris que quelques lambeaux insignifiants.

Comme il arrive assez souvent dans ces mêlées amorcées par des ouragans de fer, les troupes italiennes ont d'abord cédé quelques boyaux avancés, et qui étaient absolument bouleversés, tant à leur aile gauche, sur le Dosso Faiti, que dans le sud de Jamiano. Mais leurs vigoureuses contre-attaques n'ont pas tardé à réparer le mal à peu près complètement.

C'est donc, pour le général autrichien, une affaire manquée. L'avance italienne subsiste, si même elle n'est pas quelque peu accentuée par endroits, et la menace dressée contre la route de Trieste n'est pas écartée. En prenant délibérément l'offensive avant que l'ennemi ait pu dessiner celle qu'il méditait soit sur le Carso, soit dans le Trentin, le général Cadorna s'est donc assuré des avantages qu'il garde, en dépit de tout ce qui est fait pour les lui ravir. Et encore n'avait-il peut-être pas compté avec l'inertie persistante du front russe, laquelle donne aux Austro-Hongrois des facilités dont on ne saurait contester la valeur.

Que conclure maintenant de tout ceci, sinon que, petites ou grandes, les attaques tudesques se terminent toutes de la même piteuse façon ? Nous avons, depuis un certain temps, conquis les uns et les autres des positions que l'ennemi ne peut jamais ravoir, même en y mettant le prix. Je sais parfaitement que l'ensemble de ces événements divers ne nous donne pas l'équivalent d'une victoire complète. Mais il n'en représente pas moins, pour nos adversaires, une succession de revers dont il est fort possible que le total soit rude à encaisser.

VICTOIRE BRITANNIQUE EN BELGIQUE

(8 Juin.)

Les attaques boches se succèdent presque sans interruption, aussi bien sur le front italien que sur le nôtre, et leur coûteuse répétition démontre à l'évidence combien est profonde l'émotion soulevée dans les hautes sphères de l'État-major tudesque

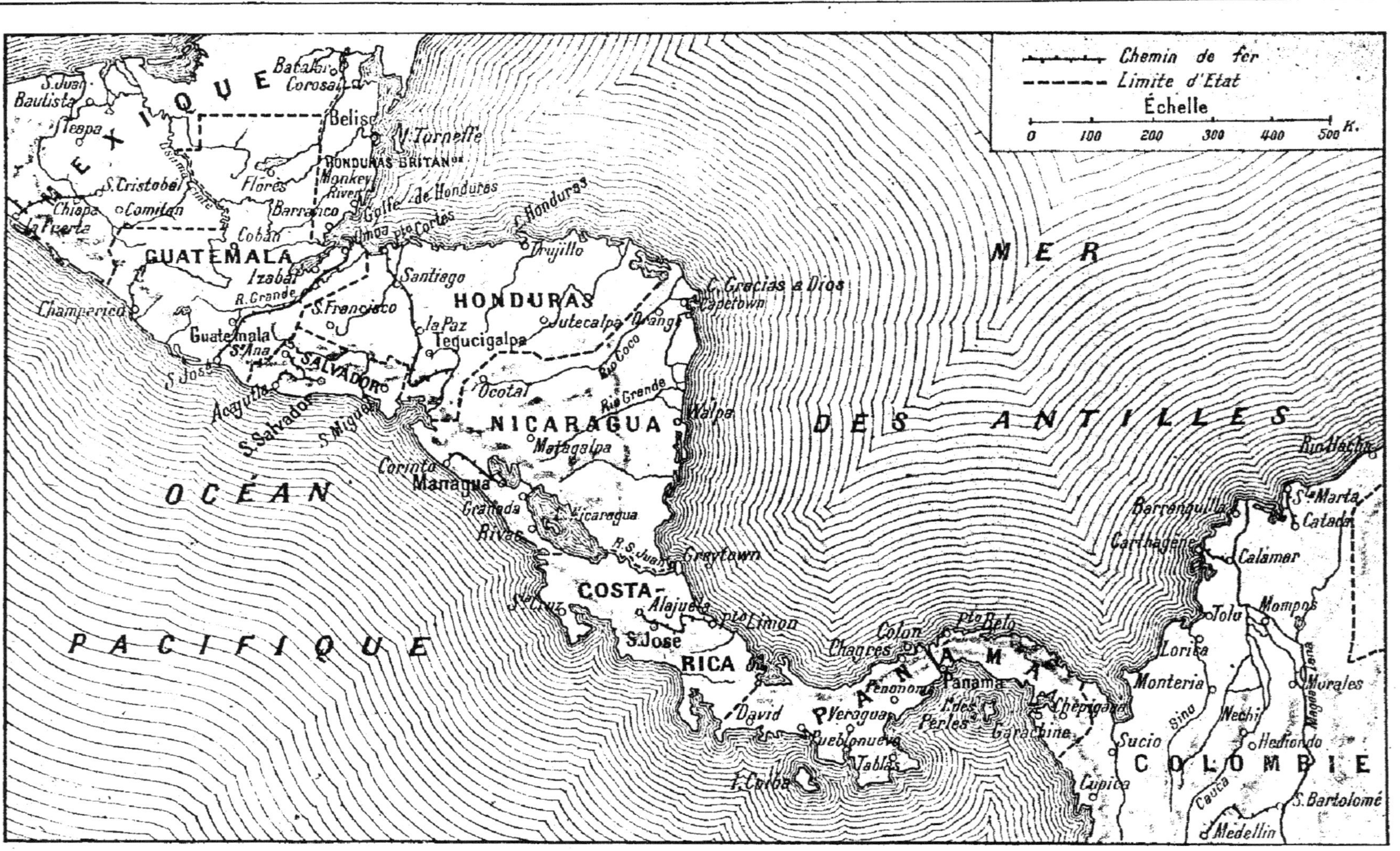

Carte de l'Amérique Centrale, dont les puissances se solidarisent peu à peu avec la grande république des Etats-Unis.

7 JUIN	LES FAITS	8 JUIN

En Belgique. — Victoire anglaise dans le secteur d'Ypres : l'armée du général sir Herbert Plumer enlève les villages de Wytschaete, de Messines et les formidables positions allemandes qui formaient depuis trente mois, devant le front britannique, un saillant dominant toute la région. Des détails officiels donnés sur la journée il faut retenir : l'étude préalable minutieuse du rôle réservé à chacune des troupes d'attaque ; la préparation par l'artillerie prolongée pendant plusieurs jours et méthodiquement réglée par les reconnaissances incessantes des aviateurs ; la surprise, le désarroi et les pertes causées chez les Allemands par l'explosion de 19 puissantes mines qui bouleversent au début de l'opération, toute leur première ligne de défense ; les services rendus par les tanks ; enfin l'entrain et le courage magnifique de l'infanterie lancée à l'assaut et grâce auxquels les premiers objectifs sont atteints en quelques minutes.

Chambre des députés. — Vote de l'ordre du jour consécutif aux interpellations sur la guerre sous-marine : « La Chambre associant dans la même pensée d'admiration et de reconnaissance les marins de la flotte commerciale et ceux de la flotte militaire et résolue à intensifier, d'accord avec les alliés, la lutte contre les sous-marins ennemis ; confiante dans le gouvernement pour l'application rapide des mesures réclamées par la commission de la marine de guerre, notamment la création d'une direction générale de la guerre sous-marine, la spécialisation des arsenaux maritimes pour la construction des navires de guerre et de commerce, et le désarmement des bâtiments sans valeur, passe à l'ordre du jour. »

En Grèce. — Les troupes italiennes occupent Janina, capitale de l'Épire grecque, sans rencontrer de résistance de la part des autorités helléniques, ni de la population.

par les avances importantes que nos alliés et nous avons réalisées. Ces avances, on s'efforce, à grand renfort d'artillerie et de masses d'attaque, de nous en ravir le bénéfice. On n'a obtenu, malgré cette grande dépense de forces, que des résultats absolument insignifiants.

Voici, maintenant, un événement qui prime tout le reste. C'est la vigoureuse offensive que viennent de prendre, en Belgique, nos amis anglais. Depuis plusieurs jours, nous le prévoyions fort bien, encore que nous nous soyons abstenus d'en parler. Il n'était question, dans les communiqués **britanniques**, que de reconnaissances et de coups de sonde, pratiqués au nord d'Armentières. De leur côté, les bulletins allemands ne se faisaient pas faute, plus que les nôtres, d'accuser la violence prise tout à coup dans cette région par la lutte d'artillerie. Enfin, les bombardements maritimes, exécutés sur la côte, particulièrement à Zeebrugge, avaient aussi leur signification, et l'on ne pouvait, en conscience, attribuer au simple hasard la concordance étroite de ces faits divergents significatifs. Nous attendions donc l'attaque. Elle s'est déchaînée, très violente, jeudi à trois heures dix du matin, sur un front de quinze kilomètres. qui embrasse les positions ennemies formant saillant entre Wytschaete et Messines, à peu de distance de la frontière franco-belge allant d'Armentières à Menin. La crête Wytschaete-Messines, qui dominait les positions anglaises d'Ypres, a été enlevée avec les deux villages, ainsi qu'un grand nombre de positions fortifiées. Plus de cinq mille prisonniers, un important butin sont tombés entre les mains de nos alliés. Heureux débuts que nous saluons avec joie, confiance et espoir.

Je remarque, maintenant, à titre de simple curiosité, que, depuis quelques jours, les journaux allemands annoncent comme imminente une puissante offensive alliée. Ont-ils voulu parler de celle des Anglais ou lancer simplement un ballon d'essai pour pouvoir se vanter plus tard, comme cela leur est arrivé déjà, d'avoir brisé nos efforts ? C'est ce que, seule, la suite des événements nous apprendra.

LA VICTOIRE DU 7 JUIN

(9 Juin.)

Une chose est à noter, avant toute autre, dans l'actuelle offensive anglaise : c'est l'excellence de la préparation.

Elle a été la perfection même. Rien n'y a manqué, ni les reconnaissances aériennes, opérées par une aviation compacte autant que hardie, dont l'exemple devrait bien être contagieux, ni les coups

9 JUIN	LES FAITS	10 JUIN

Au nord de l'Aisne. — Echec de tentatives allemandes sur divers points de notre front, notamment au sud de Filain et au nord-est de Cerny, où quatre attaques sont successivement brisées par nos feux. Deux coups de main de l'ennemi près de la ferme Froidmont ne sont pas plus heureux.

En Belgique. — Les Allemands ont lancé, au cours de la nuit, des forces considérables à la contre-attaque des positions du saillant d'Ypres enlevées le 7 par les Anglais. L'action s'est déroulée sur un front de près de 10 kilomètres entre Saint-Yves et le canal d'Ypres à Comines. Les troupes d'assaut se sont avancées avec la plus grande résolution sous le feu de l'artillerie britannique, mais elles n'ont pu briser la résistance des défenseurs et ont dû regagner leurs tranchées de départ.

Au sud de Souchez. — Nouvelle progression anglaise sur un front de 3500 mètres.

En Grèce. — M. Jonnart nommé haut commissaire des puissances protectrices, c'est-à-dire de l'Angleterre, de la France et de la Russie, est arrivé hier soir à Salamine. Dans une entrevue avec M. Zaimis président du Conseil, il lui expose que les événements obligent les puissances à exiger des garanties plus complètes pour la sécurité de l'armée d'Orient, et le rétablissement de la véritable constitution en Grèce. Si la crise actuelle peut se développer pacifiquement, le blocus sera levé et la liberté et les biens de tous les Grecs, à quelque parti qu'ils appartiennent, seront sauvegardés. Dans le cas contraire, les forces dont dispose le haut commissaire interviendront énergiquement pour assurer l'exécution de la volonté des puissances.

Un détachement de l'armée d'Orient est entré en Thessalie pour parer à toute éventualité et se porte sur Elassona.

de sonde multipliés, ni la concentration des munitions et des moyens par des voies ferrées créées *ad hoc*, ni la constitution d'abris pour les réserves, ni un bombardement furibond de neuf jours, ni même le coup de théâtre prémonitoire qui devait, avant l'assaut, faire exploser dix-neuf mines à la fois sous les pieds d'un ennemi épouvanté.

Et tout cela révèle une organisation vraiment admirable, par laquelle le commandement, quand il a pris ses décisions, entend ne rien livrer au hasard. Le succès, aidé par la bravoure des troupes, a répondu à ces précautions si sages. Cela se devait, et nous espérons bien que les choses n'en resteront pas là. Déjà, du reste, de grands résultats sont acquis, puisque le saillant de Wytschaete est nivelé. C'est, dans la situation d'Ypres, un important changement.

De notre côté, rien d'important à signaler. Le duel d'artillerie est engagé partout, avec une assez grande violence, et des velléités d'attaque se manifestent encore du côté allemand. Nous aurons probablement encore à nous tenir en garde contre les coups de boutoir chroniques du kronprinz.

Ceux du général Boroevic continuent, en Italie, presque sans interruption. De nouveaux prélèvements paraissent avoir été faits sur le front oriental, au moyen desquels les Autrichiens, après avoir reconstitué leurs masses d'attaque, les lancèrent avec une fureur croissante contre les positions qu'ils ont perdues. Il s'agit surtout pour eux de dégager l'Hermada, toujours menacée malgré leurs constants efforts.

Jusqu'ici, ils n'y sont point parvenus, et tout porte à croire qu'ils n'y parviendront pas, car nos alliés tiennent le coup avec une obstination irréductible.

QUE RESTE-T-IL DU PLAN D'HINDENBURG
(10 Juin.)

Pour ne pas me répéter indéfiniment, je passe sur le détail des attaques à peu près quotidiennes et toujours malheureuses que les Allemands dirigent contre le Chemin des Dames. En se livrant avec persistance à ce sport meurtrier, ils font tort surtout à eux-mêmes. Aucun moyen n'existe d'ailleurs de les en empêcher. Mais nos soldats connaissent la manière de les arrêter sur les jarrets, et ils l'exploitent avec une maîtrise dont on ne saurait trop les féliciter.

Que signifie maintenant ces perpétuels coups de boutoir, éternellement voués à des dénouements piteux? Il serait malaisé de le dire avec certitude. Je croirais volontiers qu'ils accusent tout simplement, chez le kronprinz, des accès de rage impuissante et un tumultueux état d'âme dont les manifestations l'entraînent, peut-être malgré Hindenburg, à des imprudences répétées un peu trop souvent. Mais il se pourrait aussi que ce dernier voulût savoir à quoi s'en tenir sur les répercussions qu'ont pu exercer dans nos camps certaines agitations professionnelles ou politiques dont l'état de guerre, où nous sommes encore, aurait bien dû nous préserver. Il tâte à la fois le terrain et les hommes. Voilà les deux seules explications plausibles de cette abondance de coups de marteau qui ne pourraient, en aucun cas, donner des résultats militaires essentiels.

années de travail. Mais ils savaient aussi qu'il n'est point de position inabordable, quand on a pris toutes les mesures préventives qui permettent d'arriver jusqu'à elle et de l'entamer.

Pour écarter le danger toujours possible d'une ruée allemande sur Calais — car nul ne connaît les projets que peut former encore la stratégie tudesque — pour conserver la base d'Ypres si nécessaire aux alliés, il fallait briser le saillant de Wytschaete, comme on avait naguère emporté la crête de Vimy. Ces deux opérations suc-

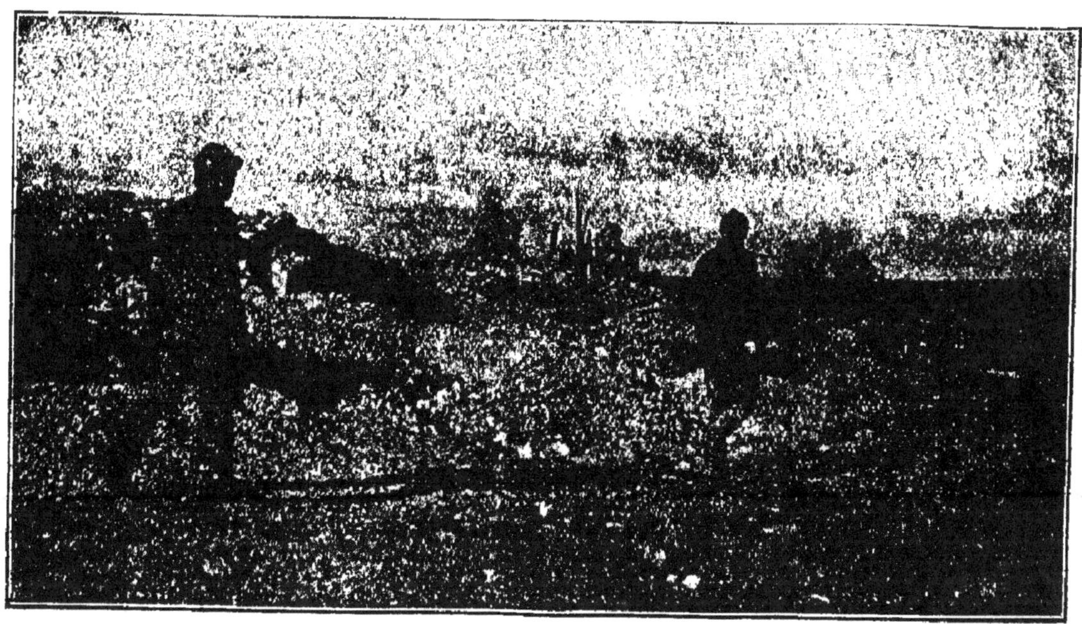

(Cl. Beaufrère.)

Aspect d'un village reconquis par nos troupes, à proximité du Chemin des Dames.

J'ai lu quelque part qu'ils étaient une réplique ou tout au moins une diversion aux attaques anglaises, dont l'ennemi se savait menacé. Elles ont précédé celles-ci de trop loin pour que nous admettions pareille hypothèse. Au reste, eussent-elles même été couronnées de quelques succès partiels que nos alliés n'auraient pas renoncé à une offensive qu'ils préparaient depuis de longs mois avec un soin minutieux et jaloux.

On a vu, par leur communiqué même, quelles précautions ils avaient prises pour ne rien livrer de leur entreprise au hasard. Ils en connaissaient parfaitement les difficultés et savaient qu'ils allaient se heurter à une forteresse organisée par plus de deux

cessives, montées avec un soin tout à fait remarquable et appuyées par une artillerie exceptionnellement puissante, ayant été exécutées sans le moindre accroc, il s'ensuit que, de ce côté, les espoirs allemands, si réellement ils tenaient encore, sont réduits en fumée.

Comme ceux qui visaient d'autre part une trouée à travers la Champagne ont dû s'évanouir, depuis que nous tenons la crête des Dames et le massif de Moronvilliers, je ne vois pas bien ce qui reste des conceptions prétendues géniales que l'on avait naguère prêtées à Hindenburg, pour enfoncer définitivement, avant l'automne, tout ou partie du front occidental.